ÉTUDES D'OPHTHALMOSCOPIE

DANS

LA MÉNINGITE

ET DANS

LES MALADIES CÉRÉBRO-SPINALES

PAR

Henry BOUCHUT
Licencié ès sciences,
Docteur en médecine.

PARIS
A. PARENT, IMPRIMEUR DE LA FACULTÉ DE MÉDECINE
A. DAVY, successeur
52, RUE MADAME ET RUE MONSIEUR-LE-PRINCE, 14

1884

ÉTUDES D'OPHTHALMOSCOPIE

DANS

LA MÉNINGITE

ET DANS

LES MALADIES CÉRÉBRO-SPINALES

PAR

Henry BOUCHUT
Licencié ès sciences,
Docteur en médecine.

PARIS
A. PARENT, IMPRIMEUR DE LA FACULTÉ DE MÉDECINE
A. DAVY, successeur
52, RUE MADAME ET RUE MONSIEUR-LE-PRINCE, 14

1884

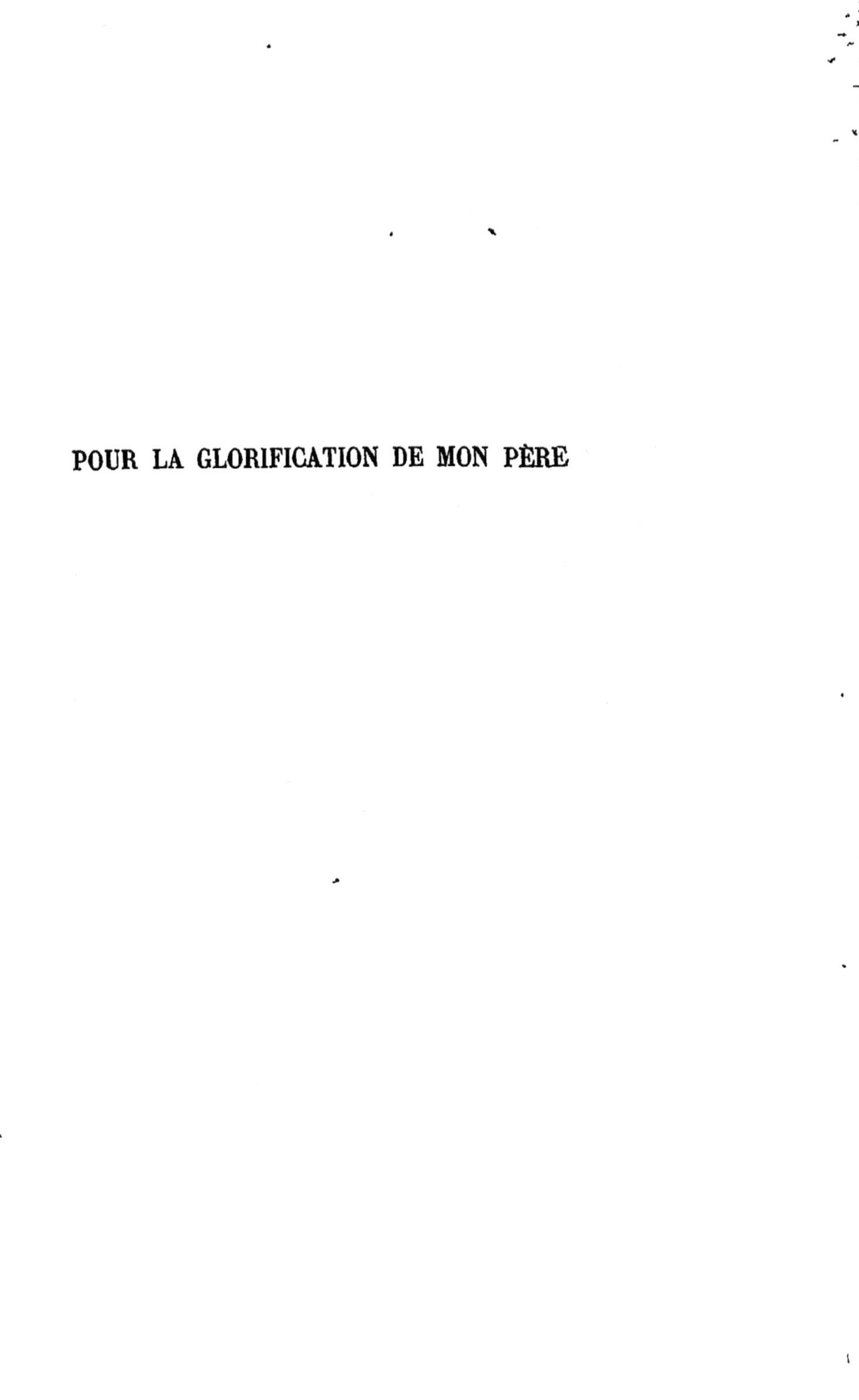

POUR LA GLORIFICATION DE MON PÈRE

ÉTUDES D'OPHTHALMOSCOPIE

DANS

LA MÉNINGITE

ET DANS

LES MALADIES CÉRÉBRO-SPINALES

Le fond de l'œil est le seul endroit du corps humain où l'on voit distinctement, à l'état normal ou pathologique, un nerf, une membrane nerveuse, des artères, des veines et une membrane vasculaire. Les modifications très visibles de ces organes sont en rapport, d'une part, avec la santé générale ou les diathèses, et, d'autre part, avec les maladies organiques du système cérébro-spinal.

Il est aujourd'hui incontestable que dans le fond de l'œil des lésions sont engendrées par les maladies aiguës ou chroniques des méninges, du cerveau et de la moelle. Si on sait interpréter ces lésions — tout comme ailleurs on interprète un phénomène d'auscultation, — on trouve souvent dans l'œil des signes révélateurs ou confirmatifs d'une maladie des centres nerveux.

Cette étude est de date récente. Avant la découverte de Helmholtz, on connaissait qu'il y a des amauroses d'origine cérébrale causées par l'atrophie du nerf optique.

Hippocrate avait empiriquement signalé l'influence des plaies du sourcil sur l'amaurose. Bonet, en 1700, et après lui Morgagni, en 1765, indiquèrent l'obstruction des veines et des artères du nerf optique, la compression des nerfs optiques dans l'intérieur du crâne par des tumeurs ou des kystes, l'existence de tumeurs dans la substance cérébrale comme autant de causes dont les effets pathologiques s'étendent jusqu'à l'œil et la vision.

Plus tard, Bérard l'aîné, Hutin en 1827, Tissier en 1834, Godin en 1835, Parise en 1837, Kilgour en 1840, Cruveilhier en 1842 et d'autres, rapportèrent des cas d'atrophie du nerf optique occasionnée par des tumeurs ou des tubercules du cerveau, ou des épanchements hydrocéphaliques.

Depuis l'emploi de l'ophthalmoscope, les médecins ont pu préciser la nature des lésions oculaires produites par les maladies cérébrales. Desmarres père, Sichel, Stellwag von Carion, Ogle, de Græfe constatèrent pendant la vie l'atrophie du nerf optique consécutive à des tumeurs cérébrales.

C'est alors que M. Bouchut aperçut et formula la loi de coïncidence des maladies du nerf optique, de la rétine et de la choroïde avec les maladies aiguës de la moelle, des méninges et du cerveau. En 1862, dans la *Gazette des hôpitaux*, il annonça que les maladies diverses du cerveau et de la moelle épinière, ainsi que les diathèses, se dénonçaient dans le nerf optique et la rétine, tout aussi bien que les tumeurs cérébrales. Depuis vingt ans il n'a pas cessé de rassembler des observations corroborant sa découverte ; et, depuis lors, en Allemagne, en Angleterre, en Italie, tous les médecins ont vu et publié des faits semblables relatifs à des lésions oculaires produites par des tumeurs cérébrales, mais beaucoup moins par la méningite.

Voici d'ailleurs la date et le titre des principales recherches relatives à ce sujet; nous mentionnons surtout celles qui se rapportent à la méningite, objet de notre travail.

1862. — *E. Bouchut.* De la méningite étudiée à l'ophthalmoscope.

1863. — *Liebreich.* Atlas d'ophthalmoscopie (il renferme une seule figure de névro-rétinite aiguë par méningite).

1864. — *Meunier.* De l'atrophie des nerfs et des papilles optiques (la méningite n'y est pas mentionnée).

1864. — *Lancereaux.* De l'amaurose liée à la dégénérescence des nerfs optiques dans les cas d'altération des hémisphères cérébraux (travail intéressant d'anatomie pathologique du nerf optique jusqu'à son origine).

1865. — *Wagner.* Trois cas de maladie du nerf optique produite par des altérations intra-crâniennes.

1865. — *Bouchut.* Du diagnostic des maladies du système nerveux par l'ophthalmoscope. (Dans ce volume, il y a deux cents observations, relatives à toutes les maladies des méninges, du cerveau et de la moelle, avec des expériences sur les animaux.)

1865. — *Manz.* Des névrites optiques par stase dans la méningite tuberculeuse.

1866. — *Fischer.* Névro-rétinite descendante avec tumeur dans la fosse cérébelleuse.

1866. — *Galezowski.* Études ophthalmologiques sur les altérations du nerf optique et sur les maladies cérébrales dont elles dépendent. (L'auteur y fait mention de la névro-rétinite et de la méningite.)

1867. — *Bouchut.* Les lésions de la rétine et du nerf optique produite par la méningite tuberculeuse (26 observations), et par toutes les maladies organiques du système nerveux.

1868. — *Bouchut.* Du diagnostic de la méningite avec l'ophthalmoscope. [Dans ce mémoire se trouve la première observavation de tubercules de la choroïde, constatés sur le vivant dans un cas de méningite. (*Gazette médicale.*)]

1868. — *Bousseau.* Rétinites secondaires ou symptomatiques.

1868. — *Galezowski.* De la névrite et de la périnévrite optiques et de leurs rapports avec les affections cérébrales.

1868. — *Jackson.* Un cas de maladie cérébrale avec double névrite optique.

1869. — *Bouchut.* Des tubercules de la rétine et de la choroïde reconnus à l'ophthalmoscope. (Ce mémoire renferme les premières observations *cliniques* de tubercules de la choroïde et des granulations de la rétine.)

1870. — *Knapp.* De la voie par laquelle a lieu la transmigration dans les cas de névro-rétinite consécutive à un exsudat cérébral.

1870. — *Reynaud-Lacroze.* De la névrite et de la périnévrite optiques. .

1870. — *Wecker et de Jæger.* Atlas d'ophthalmoscopie. (On y trouve une description de la névro-rétinite des méningites, et des figures de tubercules de la choroïde.)

1871. — *Flarer.* Du développement de la névrite optique dans les affections cérébrales.

1873. — *Pagenstecher.* Recherches anatomo-pathologiques sur les altérations inflammatoires des terminaisons intra-oculaires du nerf optique comme conséquence d'une maladie du cerveau.

1873. — *Schmidt.* Sur la névrite optique intra-oculaire due aux tumeurs cérébrales, avec œdème consécutif de la tunique du nerf optique.

1874. — *Manz.* De quelques altérations présentées par le nerf optique pendant l'encéphalite.

1874. — *Abadie.* De la névrite optique dans les tumeurs cérébrales.

1874. — *Fitzgeralde.* Sur l'aspect que présente à l'ophthalmoscope la papille du nerf optique dans les cas de tumeur cérébrale.

1875. — *Heinzel.* De la valeur diagnostique de l'ophthalmoscopie dans les maladies intra-crâniennes des enfants.

1875. — *Pagenstecher et Genth.* Atlas d'anatomie pathologique oculaire. (Cet ouvrage rempli de belles gravures en renferme une relative aux altérations histologiques des nerfs optiques dans la méningite.)

1876. — *Bouchut.* Grand atlas d'ophthalmoscopie.

1876. — *Bouchut.* De l'ophthalmoscopie dans les différentes espèces de méningites aiguës. — Id. Méningite tuberculeuse. Absence des symptômes caractéristiques. Névro-rétinite. Tubercule de la choroïde. — Id. Carie vertébrale et pachyméningite spinale. Méningite cérébrale consécutive. Thrombose des sinus de la dure-mère. Hydropisie de la gaine vaginale du nerf optique. Névro-rétinite. Thrombose des veines rétiniennes.

1877. — *Jackson.* Observations sur les altérations de la vision dans les maladies du système nerveux.

1878. — *Norris.* De la névrite optique considérée comme symptôme des maladies intra-crâniennes.

1878. — *Schreiber*. Des modifications du fond de l'œil dans les maladies.

1879. — *Wilbrand et Binswanger*. Sur la névrite ascendante du nerf optique dans l'hydrocéphalie chronique avec remarques sur la distribution des fibres nerveuses dans la rétine.

1879. — *Bramwell*. Méningite par propagation d'une otite ; névrite optique double.

1879. — *Perrin et Poncet*. Atlas d'ophthalmoscopie.

1879. — *Gowers*. Traité et atlas d'ophthalmoscopie médicale.

1879. — *Norris*. L'ophthalmoscope dans les maladies du système nerveux.

1879. — *O. Becker*. Des maladies des yeux en rapport avec les localisations cérébrales.

1880. — *A. Robin*. Thèse d'agrégation sur les troubles oculaires dans les maladies de l'encéphale. Travail très intéressant accompagné d'une excellente bibliographie.

1884. — *Wortmann*. De la méningite tuberculeuse.

1872, 1873, 1874, 1875, 1876, 1877, 1878, 1879. — *Bouchut*. Revue de cérébroscopie pour chacune de ces années (*Gazette des hôpitaux*).

1880, 1881, 1883. — *Bouchut*. Revue de cérébroscopie pour chacune des ces années (*Paris médical*).

Dans ce travail, il y aura deux parties. — Dans la première, j'exposerai succinctement les résultats que l'ophthalmoscopie peut fournir au diagnostic des maladies cérébro-spinales et des diathèses. Je ne m'y arrêterai pas longtemps, car cette exposition a été faite ailleurs, et exigerait des développements considérables dans lesquels je ne pourrais pas entrer sans rester incomplet. — La seconde, plus restreinte, sera relative aux données ophthalmoscopiques dans la méningite, que j'ai étudiée particulièrement à l'hôpital des Enfants-Malades, en 1883. Comme dans cette année j'ai pu recueillir 21 observations nouvelles, il m'a semblé que la publication de ces faits inédits, accompagnés de réflexions appropriées au sujet, pourrait me fournir l'occasion de recherches intéressantes. Pour ajouter à l'intérêt de ma description et lui donner plus de clarté, j'ai fait faire un certain nombre de chromo-lithographies qui seront utiles à consulter par les médecins qui n'ont pas encore eu l'occasion de voir les lésions dont je vais parler.

PREMIÈRE PARTIE

Des signes fournis par l'examen du fond de l'œil dans les maladies cérébro-spinales.

La corrélation des centres nerveux et de l'œil se manifeste par des phénomènes optiques extérieurs, tels que le nystagmus, la mydriase, le strabisme, la diminution du champ visuel, la diplopie, etc., — et par des phénomènes optiques intérieurs, qui sont; la *névrite optique*, — la *névro-rétinite* — et la *choroïdite*. C'est à ces derniers que nous restreindrons notre attention.

Les altérations du nerf optique, de la rétine et de la choroïde sont causées, soit par des lésions du crâne, des méninges ou du cerveau, soit par des lésions de la moelle épinière ou des nerfs périphériques, soit par des maladies générales, des diathèses et des intoxications.

Voici le tableau synoptique de ces causes tel qu'il a été publié par mon père dans son grand atlas d'ophthalmoscopie.

Névrite névro-rétinite choroïdite.

- **Par lésion du crâne** : Ostéite et périostite intra-crânienne.
- **Par lésion des méninges** :
  - Pachyméningite.
  - Hémorrhagie méningée.
  - Thrombose des sinus de la dure-mère.
  - Méningite simple inflammatoire.
  - Méningite tuberculeuse.
  - — typhoïde.
  - — rhumatismale.
  - — érysipélateuse.
- **Par lésion du cerveau** :
  - Hydrocéphalie chronique.
  - Hémorrhagie cérébrale.
  - Ramollissement cérébral.
  - Encéphalite aiguë.
  - — chronique.
  - — cardiaque.
  - Cysticerques du cerveau.
  - Tumeurs.
  - Méningo-encéphalite.
  - Folie. Epilepsie.
  - Sclérose,
  - Anévrysmes des artères.
- **Par lésion de la moelle** :
  - Myélite aiguë.
  - — chronique.
  - Sclérose.
  - Ataxie locomotrice.
  - Chorée. Paralysie infantile.
  - Tétanos.
  - Contracture.
  - Méningite cérébro-spinale,
- **Par lésion des nerfs périphériques** :
  - Section des nerfs dans les amputations.
  - Névrite des plaies du sourcil.
  - Névrite dentaire.
  - Névrite du grand sympathique.
- **Par maladie générale, diathèse ou intoxication** :
  - Syphilis.
  - Albuminurie.
  - Glycosurie.
  - Leucémie.
  - Diphthérite.
  - Oxalurie.
  - Tuberculose générale.
  - Alcoolisme.
  - Nicotisme.
  - Cancérisme.
  - Intoxication saturnine.
  - — sulfo-carbonique.
  - — quinique, etc.
- **Par lésion oculaire primitive** : Maladies accidentelles de la rétine, de la choroïde, du corps vitré, du nerf optique.
- **Par trouble ou arrêt de la circulation** :
  - Encéphalite cardiaque.
  - Mort.

Quant aux altérations intra-oculaires, elles revêtent des formes variées. En voici les principales :

Congestion papillaire ou péripapillaire.

Anémie papillaire partielle ou générale.

Phlébectasies rétiniennes.

Flexuosité phlébo-rétinienne.

Stases et thromboses phlébo-rétiniennes.

Hémorrhagie rétinienne.

Œdème papillaire et infiltration séreuse, fibrineuse et graisseuse de la papille et de la rétine.

Tubercules de la choroïde et de la rétine.

Anévrysmes des artères rétiniennes.

Rétinite pigmentaire.

Atrophie de la papille.

Déformation de la papille.

Décoloration de la choroïde et opacité de la rétine.

Ces lésions ont une fréquence relative à la nature de la maladie cérébro-spinale.

Dans la méningite, elles sont presque constantes, quoique variant avec la forme du mal.

Dans les tumeurs cérébrales, elles manquent quelquefois au début, lorsque la tumeur est encore peu considérable, mais sitôt qu'elle a acquis un certain volume, et agit sur la substance même, la névrite et la névro-rétinite se trouvent toujours.

Dans l'hydrocéphalie, elles existent toujours et permettent de distinguer la tête des hydrocéphales d'avec la grosse tête du rachitisme avec convulsions.

Dans l'hémorrhagie cérébrale on ne les rencontre que lorsque le foyer sanguin est considérable et gêne la circulation crânienne.

Dans le ramollissement cérébral elles sont constantes.

Dans la paralysie et la folie elles sont peu importantes et parfois même font défaut.

Dans certaines maladies de la moelle épinière, telles que la sclérose avec ataxie, elles existent toujours.

Dans la chorée, si la maladie est ancienne et violente, le nerf optique est altéré.

La constitution, l'état de santé et les différentes diathèses exercent une grande influence sur ces lésions intra-oculaires.

Ainsi :

La constitution scrofuleuse prédispose à l'anémie et à la tuberculose qui se révèlent par l'atrophie choroïdienne pointillée en attendant qu'une explosion de tubercules amène la phthisie ou la méningite.

La fièvre typhoïde, le rhumatisme, les maladies périphériques des nerfs dont les névrites ascendantes montent jusqu'à l'œil, la glycosurie, l'albuminurie, le syphilisme, le purpura, les intoxications, se reflètent également dans le globe oculaire par des névro-rétinites ou des hémorrhagies particulières.

Si ces phénomènes ne sont pas toujours pathognomoniques dans le diagnostic des maladies méningiennes, cérébrales, spinales ou diathésiques, ils n'en sont pas moins importants à ajouter aux autres symptômes de la maladie dont le diagnostic prend une précision remarquable.

Ainsi :

L'hyperhémie et le gonflement du nerf optique, joints à des troubles nerveux ou cardiaques, annoncent l'hyperhémie du cerveau ou de la moelle.

L'œdème de la papille et de la rétine annonce l'œdème des méninges ou l'hydropisie des ventricules.

La phlébectasie et la thrombose des veines de la rétine indiquent la réplétion des sinus et des veines méningées, avec thrombose de ces conduits.

Les anévrysmes des artères de la rétine chez le vieillard indiquent les anévrysmes miliaires des artères du cerveau.

L'arrêt de la circulation rétino-choroïdienne indique l'arrêt de la circulation cérébrale, c'est-à-dire la mort.

La pneumatose des veines rétiniennes indique la pneumatose des veines méningées, c'est-à-dire la mort.

Les tubercules de la choroïde annoncent les tubercules des méninges ou la tuberculose générale.

La stéatose granuleuse ou en plaques de la rétine indique la stéatose des reins par néphrite parenchymateuse.

La sclérose du nerf optique ou atrophie optique indique une sclérose partielle du cerveau ou de la moelle.

La rétinite exsudative indique l'encéphalite aiguë ou chronique.

L'exsudat leucémique de la rétine caractérise la leucocythose générale.

La névrite optique d'origine cérébro-spinale dépend d'une lésion primitive des centres nerveux, ou d'une de ces lésions secondaires qui se produisent dans la fièvre typhoïde et autres maladies graves. Son évolution comprend trois périodes : une période d'hyperhémie, une période d'œdème papillaire, une période d'atrophie du nerf optique.

L'hyperhémie fait apparaître la papille gonflée et plus ou moins rouge dans toute son étendue ou sur sa moitié interne. Tantôt la papille conserve la netteté de ses contours, tantôt elle est un peu diffuse sur une partie ou sur la totalité de ses bords.

L'œdème papillaire, qui est quelquefois le premier phénomène anormal aperçu, rend la papille trouble, nébuleuse, diffuse en totalité ou en partie (planche I, figure 1 et 2). Il lui donne une teinte grisâtre ou gris rougeâtre. Il couvre le disque papillaire d'un voile demi-transparent. S'il est très considérable, il cache tout à fait le contour de la papille.

Dans d'autres cas, il laisse encore un peu voir les bords de la papille et se prolonge le long des vaisseaux à une courte distance. Il voile également la teinte des veines à leur point de rentrée dans le nerf où elles sont d'une couleur moins foncée qu'au niveau du champ rétinien.

A la troisième période, ou période d'atrophie, la papille se creuse vers le centre ou blanchit vers sa circonférence. A mesure que se fait l'oblitération de ses plus petits vaisseaux, on voit son disque pâlir au centre, et les bords rester plus ou moins colorés. Parfois, elle pâlit d'un seul côté, et il se fait là un petit croissant nacré qui, progressivement, devient une demi-lune, puis la papille entière devient blanche, crayeuse, quelquefois gris verdâtre.

En même temps, les cellules pigmentaires de la choroïde s'atrophient, ce qui se traduit par une décoloration partielle ou un pointillé blanc considérable.

La névrite optique s'installe ordinairement dans les deux yeux, souvent elle est plus marquée d'un côté que de l'autre. Il est rare de ne la rencontrer que dans un seul œil.

Son développement est rapide, vingt-quatre ou quarante-huit heures peuvent suffire. Puis elle reste stationnaire. Si sa cause est légère, elle s'efface et disparaît ; sinon, elle évolue jusqu'à l'atrophie engendrant l'amaurose.

La névro-rétinite d'origine cérébro-spinale est appelée par quelques-uns péri-névrite. Du nerf optique elle s'étend à la rétine avoisinante dans un cercle plus ou moins large.

Le plus communément elle parcourt les trois périodes d'hyperhémie, d'œdème et d'atrophie. Quelquefois la période d'hyperhémie semble faire défaut. Pendant celle d'œdème, parfois les artères sont invisibles, parfois elles sont petites, filiformes, tandis que les veines sont dilatées, flexueuses et variqueuses ; ce qui tient à ce que les vaisseaux rétiniens sont étranglés à leur point d'émergence. Cette disposition fait naître quelquefois de petites hémorrhagies rétiniennes.

A la période d'atrophie, les artères s'amincissent de plus en plus, les veines se dégorgent, l'œdème disparaît et la papille demeure ensevelie sous une exsudation blanc grisâtre, radiée, se prolongeant à la rétine voisine.

En même temps, la choroïde s'altère comme dans les cas de simple névrite.

Nous n'analyserons pas les maladies organiques du crâne, du cerveau et de la moelle qui entraînent la formation de névrite et de névro-rétinite. Il suffit de se rapporter au tableau précédent. Nous indiquerons cependant quelques névro-rétinites spéciales se rattachant secondairement aux centres nerveux.

Névro-rétinite des cysticerques. — La méningite provoquée par la présence des cysticerques dans le cerveau produit une névro-rétinite parfaitement caractérisée, qu'on retrouve chez les moutons atteints de tournis ou *cachexie aqueuse des moutons.*

Névro-rétinite cardiaque. — Il existe une névro-rétinite cardiaque provoquée par la congestion passive du cerveau et des méninges entraînant celle du nerf optique et de la rétine. Des auteurs prétendent même y trouver un moyen de diagnostiquer l'insuffisance aortique, mais en général ces lésions ne s'observent que dans la cachexie cardiaque.

Névro-rétinite des fièvres graves ou éruptives.— La fièvre typhoïde ataxique et adynamique (pl. I, fig. 5), la variole, etc., à leur période aiguë, s'il y a un violent délire, entraînent dans le cerveau des méningites ou des méningo-encéphalites superficielles qui se révèlent par une névro-rétinite plus ou moins intense. Ceci explique d'une part l'amaurose ou la cécité, et de l'autre part, l'amnésie, l'idiotie, la folie, les troubles intellectuels, les paralysies musculaires qui restent quelquefois après la guérison de ces maladies graves.

Rétinite d'origine cérébrale. — La rétinite d'origine cérébrale n'existe pas seule. Elle est toujours accompagnée de névrite optique, d'où l'expression de névro-rétinite. Tantôt limitée au pourtour du nerf optique où se trouve l'œdème péripapillaire, avec ou sans stéatose consécutive à la phlegmasie rétinienne, elle est caractérisée d'abord par l'hyperhémie des veines rétiniennes et des veinules afférentes qui deviennent très nombreuses. A cette hyperhémie s'ajoute constamment l'œdème péripapillaire qui s'étend quelquefois le long des veines principales et qui gagne la rétine, dont les éléments se désorganisent en différents points par suite d'une stéatose disséminée ou d'une stéatose en plaques blanches et parfois en nodules opaques bien caractérisés.

Dans certains cas les vaisseaux de la rétine sont altérés, granuleux, friables, et se déchirent pour donner lieu à des hémorrhagies plus ou moins étendues dans la couche rétinienne des grains ou dans la gaine lymphatique du vaisseau.

Cela s'observe dans la méningite, dans l'hydrocéphalie, dans les tumeurs cérébrales, dans l'encéphalite, dans la contusion du cerveau.

A une époque plus avancée, la rétine est désorganisée dans la presque totalité de son étendue postérieure et elle est couverte de stéatose en plaques blanches plus ou moins étendues et parfois de sclérose péripapillaire. Les vaisseaux sont petits, s'enfoncent çà et là dans les exsudats graisseux et semblent interrompus. Ils sont granuleux et friables, des hémorrhagies miliaires les environnent en plus ou moins grand nombre.

Dans quelques cas, sur un point ou l'autre de la membrane

se trouvent des amas de pigment dont l'origine n'est pas encore connue.

A côté des altérations rétiniennes dont nous venons de parler, il est deux autres espèces d'altérations, signalées par MM. Bouchut et Ordonez et qui consistent dans l'hypertrophie variqueuse des tubes nerveux de la rétine et dans la présence de granulations blanchâtres miliaires de cette membrane.

Névrite et névro-rétinite diphthéritique. — A la suite de la diphthérite, on voit quelquefois survenir une amaurose, en même temps que la paralysie du voile du palais et des membres. Cette amaurose, le plus souvent, est le résultat d'un trouble de l'accommodation, de la mydriase. Parfois, cependant, l'amaurose est réelle, le nerf optique est altéré, la rétine se lèse également, et la névro-rétinite est constituée. D'ailleurs, ce fait de clinique, indiqué par M. Bouchut, a été corroboré par les récents progrès de l'anatomie pathologique. M. Déjérine, en examinant toutes les racines antérieures des nerfs rachidiens d'un sujet mort de paralysie diphthéritique, y a trouvé des lésions consistant en une atrophie dégénératrice des tubes nerveux.

Névro-rétinite alcoolique. — Chez les alcooliques, il y a tantôt congestion chronique de la rétine, tantôt suffusion séreuse de cette membrane, et toujours une anesthésie rétinienne vis-à-vis de certaines couleurs. Chez quelques malades, mais cela est rare, il y a une névrite optique qui aboutit bientôt à la désorganisation du nerf et à l'atrophie blanche. Ces faits se rattachent à l'altération des méninges et du cerveau.

Névro-rétinite nicotinique. — Cette névro-rétinite, semblable à la précédente, est contestée. Elle s'en distinguerait par ce fait qu'au lieu de provenir d'une lésion cérébrale, elle est causée par une altération de la moelle.

Rétinite albuminurique. — Les troubles visuels de l'albuminurie ont été signalés par Landouzy en 1848. Turck, puis Henok, en recherchèrent la cause et décrivirent la rétinite albuminurique.

Elle commence par une congestion choroïdienne et une hyperhémie assez prononcée des veines de la rétine, accompagnées de suffusion séreuse autour de la papille, suffusion qui, s'étendant parfois le long des plus grosses veines, produit un gonflement énorme. Consécutivement, la rétine s'infiltre de granulations et de gouttelettes graisseuses, surtout aux environs de la papille et dans les couches externes de cette membrane. Les capillaires, infiltrés semblablement dans leurs parois, deviennent très friables, ce qui explique la formation des hémorrhagies rétiniennes.

Plus tard, la dégénérescence graisseuse ayant augmenté, il en résulte une stéatose visible à l'ophthalmoscope et caractérisée par des plaques blanchâtres plus ou moins étendues, ou par des granulations tantôt isolées, tantôt confluentes.

Cette altération s'étend à la papille et au nerf optique, qui s'altère dans sa structure. Il y a donc, à côté de la rétinite, une véritable névrite liée à une lésion cérébrale. Dans l'albuminurie, des altérations peuvent siéger dans les méninges et le cerveau — l'autopsie l'a prouvé — ; c'est même là ce qui explique certaines amauroses sans lésion ophthalmoscopique et certaines éclampsies produites par la maladie en dehors de toute influence urémique.

Chez beaucoup de malades, l'altération s'étend aussi à la choroïde, où il se fait une atrophie des cellules pigmentaires, qui disparaissent dans une plus ou moins grande étendue.

Rétinite leucémique. — Liebreich a trouvé, chez 6 malades leucémiques, des altérations de la rétine presque semblables à celles qu'on rencontre dans l'albuminurie. Becker en a rapporté 2 cas, Leber 1, et Perrin 2.

La rétinite leucémique est caractérisée par de nombreuses hémorrhagies ponctuées, ayant un point blanc central et disposées en rayons autour de la papille. La couleur rouge du fond de l'œil est changée en une coloration citrine blanchâtre. Cette modification de teinte est amenée par l'excès des leucocytes, qui peuvent même, dit-on, après être sortis des vaisseaux, s'organiser en un tissu propre, et produire ainsi des opacités rétiniennes.

La rétinite leucémique, bien distincte de la rétinite albuminurique, s'en mélange quelquefois. On a constaté, en effet, chez les malades atteints de leucémie, la présence d'albumine dans les urines.

Rétinite glycosurique. — La glycosurie s'accompagne quelquefois de rétinite ou de névro-rétinite. Ce fait a été premièrement indiqué par Desmarres.

Chez quelques malades, la papille est pâle, excavée, un peu atrophiée au centre ou dans toute sa largeur. Ses vaisseaux sont petits, peu colorés, et dans sa trame existe une hypertrophie du tissu cellulaire avec infiltration de corpuscules amylacés au milieu de granulations graisseuses. La rétine est elle-même sensiblement atrophiée.

Ailleurs, remplaçant l'atrophie optique blanche avec rétrécissement artériel, il y a une névrite optique caractérisée par l'hyperhémie du nerf, dont la circonférence est noyée dans un œdème péripapillaire étendu. Dans tous les cas de ce genre, on trouve une dégénérescence graisseuse plus ou moins prononcée des parois capillaires, et c'est ce qui explique soit les hémorrhagies de la rétine, soit la stéatose des éléments de cette membrane.

Toutefois, il faut prendre garde de rapporter à l'influence

glycosurique des lésions qui peuvent être rapportées à l'albuminurie. On sait que l'albuminurie vient souvent compliquer le diabète d'une façon passagère ou permanente, et que, dans les cas où l'on trouve la névro-rétinite glycosurique caractérisée par des plaques blanchâtres de stéatose, on ne doit pas se hâter de conclure et rechercher s'il n'y a pas ou s'il n'y a pas eu d'état albuminurique.

Rétinite syphilitique. — La rétinite syphilique se présente au début sous forme d'une hyperhémie veineuse considérable, donnant lieu à une coloration intense de la papille et à la turgescence de tous les capillaires rétiniens. Puis apparaît l'œdème de la couche superficielle de la rétine, caractérisé par la perte de transparence de cette membrane, d'une coloration bleuâtre péripapillaire, existant aussi autour de la macula et le long des vaisseaux. Cet œdème s'étend le long des veines sous forme de traînées blanchâtres ou grisâtres, allant assez loin, et, s'il est très considérable, il peut même voiler complètement le vaisseau. Mais nulle part il n'y a de plaques blanches comme dans la rétinite albuminurique. C'est la *rétinite séreuse.* Quelquefois il existe de petits amas de pigment choroïdien ou même de petites hémorrhagies autour de la papille.

Ailleurs, quand la maladie est plus avancée ou plus violente, l'hyperhémie, très intense, existe surtout dans la choroïde. L'œdème occupe toute l'épaisseur de la rétine et cache le disque papillaire. Tout le fond de l'œil est louche, opaque, et les éléments nerveux rétiniens subissent une désorganisation qui les rendra pour toujours impropres à la vision. C'est la *rétinite parenchymateuse.*

Rétinite scrofuleuse. — Il existe une rétinite scrofuleuse, ce qui ne peut surprendre, puisque parfois chez les scrofuleux il existe une céphalée intense et des troubles visuels, et parfois la substance cérébrale offre des altérations de structure caractérisées par une infiltration granulo-graisseuse plus ou moins considérable.

La rétinite scrofuleuse a les mêmes aspects que la rétinite tuberculeuse.

Névro-rétinite tuberculeuse. — La névro-rétinite tuberculeuse accompagne souvent la méningite. Consécutive à la scrofule, elle peut parfois se produire isolément.

C'est une rétinite caractérisée par la dégénérescence graisseuse. La stéatose diffuse, à peine appréciable loin de la papille, est plus nette dans son voisinage, où elle se révèle par un exsudat grisâtre, irrégulier, occupant de préférence la circonférence du nerf optique. Elle a toutes les apparences d'une périnévrite. La papille, qui souvent est altérée de la même manière, se présente trouble, grisâtre et mal limitée, et rétablit ainsi la névro-rétinite.

M. Bouchut, en outre de cette rétinite, a signalé l'existence de véritables tubercules de la rétine. Ce fait d'abord mis en doute a été depuis reconnu exact par d'autres observateurs en Allemagne.

Rétinite anévrysmale. — Dans cette rétinite, les éléments de la rétine sont altérés par suite d'un trouble de nutrition des artères rétiniennes modifiées dans leurs parois, en partie athéromateuses et dilatées en ampoule. Généralement, cet état correspond à un état semblable des artérioles capillaires du cerveau. Cette rétinite ne s'observe que chez les vieillards.

Névro-rétinite saturnine. — La névro-rétinite saturnine ressemble à la névrite étranglée. Elle est la conséquence d'une encéphalopathie caractérisée par l'hypertrophie de la substance cérébrale, trop à l'étroit dans la cavité crânienne.

Le nerf optique présente une hyperhémie avec œdème comme lésion initiale; puis, sans autre modification transitoire, l'atrophie comme terminaison.

Quand la lésion du nerf s'étend à la rétine, il se fait en même temps un œdème péripapillaire qui précède de quelques jours l'apparition d'un exsudat gris, blanchâtre, entourant plus ou moins régulièrement le nerf optique et suivi d'hémorrhagies miliaires plus ou moins étendues.

Dans certains cas, tout le nerf optique et une partie de la rétine voisine étaient couverts par un exsudat énorme, ayant fait disparaître toutes les apparences habituelles du fond de l'œil.

Rétinite sulfo-carbonique. — Delpech et Meunier ont constaté par l'ophthalmoscope, chez des malades intoxiqués par le sulfure de carbone, de véritables altérations rétiniennes dont le résultat peut parfois aller jusqu'à l'amaurose.

Cette rétinite n'est pas encore bien étudiée.

Rétinite oxalurique et urémique. — Dans quelques faits d'oxalurie à forme convulsive ou comateuse, M. Bouchut a vu plusieurs fois l'hyperhémie et l'œdème de la papille et de la rétine voisine. Le nerf optique était masqué en totalité ou en partie par un voile gris ou légèrement rougeâtre.

Ceci s'explique naturellement. Comme les troubles convulsifs, comateux ou autres, rapportés à l'urémie, coïncident avec la suffusion séreuse des méninges, du cerveau et des ventricules, il paraît naturel de voir dans l'œdème papillaire et péripapillaire une manifestation de l'hydropisie générale. L'urémie se complique fréquemment d'albuminurie, qui tend également à produire un œdème général, et par suite à renforcer les lésions cérébrales amenées par l'urémie.

Terminons cette revue en signalant un symptôme précieux de mort.

De la Rétine après la mort. — Au moment de la mort, la

rétine perd sa transparence, devient opaline, en même temps que se vide le réseau capillaire choroïdien, ce qui amène l'effacement de la papille et la décoloration du fond de l'œil, qui, au lieu d'être rouge, devient grisâtre. (Planche II, figure 9.)

On constate aussi après la mort la pneumatose des veines rétiniennes; alors, ces veines se montrent avec l'apparence de tronçons gorgés de sang rouge qui tranchent sur la teinte grisâtre générale. La colonne sanguine est en effet interrompue, çà et là, par les gaz du sang, devenus libres, ce qu'on voit se produire également dans les autres veines de l'économie. Il en résulte qu'on n'aperçoit plus au fond de l'œil que des veines dont le sang se trouve interrompu. (Planche II, figure 9.)

ALTÉRATION DE LA CHOROIDE.

Des nombreuses maladies dont peut être affectée la choroïde, les seules qui soient en rapport avec des maladies cérébro-spinales sont l'atrophie pointillée de la choroïde, la choroïdite tuberculeuse et la choroïdite cardiaque.

La choroïdite simple est une hyperhémie de la choroïde, à peine visible chez les individus à cheveux noirs. Elle se présente chez les sujets blonds comme une rougeur très vive, parfois violacée, avec des plaques congestives plus ou moins sombres. Si la papille est également très rouge, sa nuance se fond avec la teinte choroïdienne, et ses bords sont invisibles ou se distinguent avec peine. On n'aperçoit plus le fond de l'œil que par les points d'émergence des vaisseaux. La choroïde simple existe dans la cyanose cardiaque congénitale, — dans plusieurs cas de maladies organiques du cœur, — dans la diathèse syphilitique où elle est très marquée, — dans l'intoxication du chloroforme, — enfin dans la méningite cérébro-spinale et rhumatismale.

Anémie et décoloration de la choroïde. — Quand la décoloration de la choroïde est complète, c'est la mort. (Planche II, figure 9.)

Après les derniers battements du cœur, la choroïde perd sa couleur rouge, et prend la même teinte blanche que la papille, qui cesse d'être visible. Tout le fond de l'œil est blanc argent luisant ou nacré. Les artères ne sont plus appréciables et les veines qui paraissent moins nombreuses ont leur colonne sanguine interrompue. Après une demi-heure ou plus, le brillant disparaît pour faire place à une teinte grisâtre semblable à celle du plomb oxydé, puis on ne distingue plus rien, tout est uniformément gris.

La choroïde se décolore aussi dans le choléra et dans l'anémie, mais jamais au point de rendre le fond de l'œil aussi grisâtre que la papille, dont on peut toujours reconnaître la place.

Choroïdite pointillée pigmentaire par atrophie. — La choroïdite pointillée atrophique s'accompagne quelquefois de névro-rétinite, mais elle existe souvent seule. Elle résulte de la résorption incomplète du pigment de la choroïde. Elle se révèle par la présence, sur le fond rouge choroïdien, d'un pointillé blanchâtre, fin, très abondant, qui donne à l'image ophthalmoscopique l'apparence d'une surface rouge couverte de sable gris blanc finement pulvérisé.

Cette choroïdite se rattache à la diathèse scrofuleuse et tuberculeuse.

On peut la considérer comme une choroïdite tuberculeuse, sans tubercules choroïdiens.

Choroïdite tuberculeuse. — La présence de tubercules dans la choroïde constitue la choroïdite tuberculeuse. (Planche II, figure 7.) Elle n'est pas très commune. Quand elle existe, il y a toujours une granulie générale, mais la réciproque n'est pas vraie. On rencontre souvent la tuberculose généralisée sans qu'il y ait de tubercules de la choroïde.

On reconnaît cette forme de choroïdite par l'ophthalmoscope qui permet de voir sous la rétine transparente une ou plusieurs granulations tuberculeuses blanchâtres ou blanches très saillantes ou sans relief, bien nettement limitée chez quelques sujets ou, au contraire, brillantes nacrées au centre et peu diffuses sur les bords ; parfois enfin entourées d'une zone congestive. Le volume de ces granulations varie, il en est de miliaires presque invisibles tandis que les autres atteignent le volume d'une tête d'épingle ou d'une lentille. Elles occupent toujours le segment postérieur de l'œil, et quand il y en a pluieurs, elles sont isolées ou réunies.

On peut les confondre avec les petites granulations de la rétine, on pourrait s'y tromper, à moins qu'un petit vaisseau, passant sur elles, ne démontre qu'elles sont en arrière de la rétine et par conséquent dans la choroïde. On peut aussi les confondre avec des petites plaques miliaires d'atrophie pigmentaire choroïdienne.

Ces plaques diffèrent des tubercules en ce qu'elles ne sont jamais saillantes et sont d'une teinte uniforme mal limitée.

Le plus souvent la choroïdite tuberculeuse s'accompagne de névro-rétinite, ce qui explique les troubles visuels.

Les tubercules de la choroïde sur le cadavre ne sont pas toujours visibles à travers la rétine, mais une fois la rétine enlevée, on les aperçoit distinctement. Ce sont des granulations grises, demi-transparentes ou blanchâtres opaques.

Les maladies de la moelle épinière, tout comme les maladies du cerveau et des méninges, se révèlent, mais à un degré de fréquence beaucoup moindre, au fond de l'œil. Leur influence pathogénique sur le nerf optique est toute différente de celle des maladies du cerveau ; je m'en occuperai plus loin dans le chapitre consacré à la physiologie pathologique. Du reste cette influence ne se manifeste d'une façon évidente que si les lésions de la moelle et des méninges spinales sont considérables. Elles s'observent dans les chorées graves, — dans les paralysies diphthéritiques généralisées, — dans l'ataxie locomotrice, etc. Dans cette dernière maladie, on constate au début de l'hyperhémie et plus tard, dans l'ataxie avancée, de l'atrophie et de la sclérose papillaire.

Tel est le résumé succinct des lésions intra-oculaires que l'on observe dans les maladies cérébro-spinales et diathésiques. Maintenant je vais m'occuper spécialement de l'étude de ces lésions dans la méningite simple et tuberculeuse.

DEUXIÈME PARTIE

De l'ophthalmoscopie dans le diagnostic de la méningite simple et tuberculeuse.

Les lésions du nerf optique de la rétine et de la choroïde dans la méningite sont aujourd'hui si bien établies qu'il n'y a plus à discuter leur existence. Elles constituent un symptôme qui, s'ajoutant aux autres symptômes de la maladie, apporte une évidence plus grande. Personne ne saurait prétendre que l'ophthalmoscopie soit l'unique moyen de diagnostiquer la méningite, puisque le diagnostic en est possible sans qu'on ait recours à cet instrument.

On pourrait comparer l'examen du fond de l'œil dans la méningite, à la recherche par l'auscultation des bruits anormaux, tels que le souffle bronchique dans la pleurésie ou la pneumonie. Beaucoup de médecins, sans le secours de l'oreille, peuvent reconnaître une pneumonie par la seule appréciation des autres symptômes, et il n'en est aucun qui conteste l'importance de la méthode auscultative. Il en est de même pour l'ophthalmoscopie. Celui qui saura s'en servir dans les cas douteux de méningite arrivera plus sûrement à un diagnostic certain.

J'ai observé à l'ophthalmoscope 21 cas de méningite et de maladies cérébrales, en 1883, dans le service de mon père à l'hôpital des Enfants-Malades, et je rapporte ces faits de façon à montrer, après la constatation des signes cliniques intra-oculaires, leur confirmation fournie par l'autopsie. J'exposerai ensuite l'étude histologique de ces lésions et j'en indiquerai la physiologie pathologique.

C'est par là que nous terminerons notre tâche.

Nous aurons ainsi établi dans la mesure de nos forces qu'il y a une nouvelle séméiotique des maladies cérébro-spinales et particulièrement de la méningite, reposant sur l'emploi de l'ophthalmoscope.

OBSERVATION I.

Méningite tuberculeuse; dilatation et thrombose des veines rétiniennes.

A. Leblanc, entrée le 9 janvier 1883, salle Sainte-Catherine, lit 11, service de M. Bouchut, âgée de 8 ans. Est malade depuis onze jours.

Elle avait eu des maux de tête, des vomissements, de la constipation. On la purgea, ce qui lui donna la diarrhée et fit croire à une fièvre typhoïde.

A son entrée : légères douleurs de tête, gémissements continuels, pas de vomissements, constipation, pas de somnolence. Pouls ralenti, irrégulier, intermittent (72 pulsations). La température, le soir est de 38, le matin, de 36,6.

Deux jours après : perte de connaissance et convulsions générales avec contracture.

A l'*ophthalmoscope* on voit dans le nerf optique, à droite, le bord interne blanc, décoloré, nacré en forme de croissant; on croirait à un commencement d'atrophie. — Les veines sont très dilatées et renferment des thromboses.

Les convulsions, qui prirent le 13 au matin, étaient générales, avec arrêts momentanés, contracture et déviation conjugée des yeux tantôt à droite, tantôt à gauche. L'enfant ne reprit pas connaissance, et mourut le 14 au matin.

A l'*autopsie*, le 15. Thrombose ambrée du sinus longitudinal et des veines méningées. Hyperhémie énorme de la pie-mère; infiltration séreuse sous-arachnoïdienne. Çà et là un peu d'infiltration purulente le long des veines méningées. Infiltration purulente plus épaisse à la base sur le chiasma et à la partie supérieure du cervelet. Peu de liquide dans les ventricules latéraux dont les parois ne sont pas ramollies. Hyperhémie de la substance nerveuse. Pas de tubercules du cerveau.

Les *poumons*, la *rate* renferment un grand nombre de tubercules miliaires. Les intestins sont en bon état.

Réflexions. — Dans ce fait d'une méningite chez une tuberculeuse, la maladie a été considérée à tort comme un cas de fièvre typhoïde à cause de la diarrhée provoquée par une purgation. Cependant les symptômes de méningite ont été bien caractérisés. Mais il n'y avait pas de granulations méningées, tandis qu'il y en avait beaucoup dans les viscères. C'était donc une méningite chez un sujet tuberculeux.

L'ophthalmoscope révéla un commencement d'atrophie au nerf optique dû à un état diathésique scrofuleux et par conséquent c'était une lésion ancienne. Au contraire, comme lésion récente en rapport avec la méningite, il y avait une énorme dilatation des veines rétiniennes et des thromboses révélant la gêne à la circulation crânienne et indiquant des thromboses semblables dans les sinus, — ce que l'autopsie à permis de constater.

OBSERVATION II.

Méningite tuberculeuse. — Névro-rétinite. — Dilatation des veines; thromboses veineuses.

Dupuy, entrée le 2 février 1883, nº 4 de la salle Sainte-Catherine, service de M. Bouchut; âgée de 10 ans, malade depuis huit jours, a vomi cinq jours de suite, a de la constipation. — Il y a six jours qu'elle n'a été à la garde-robe. — Mal à la tête, somnolence, pouls inégal, ralenti, intermittent (72); température, le soir, de 38,4; le matin, de 37,8; strabisme convergent, un peu d'hyperesthésie, pas de soupirs, pas de rougeur cutanée.

A l'*ophthalmoscope*, on constate dans l'œil gauche la papille gonflée, rouge, œdématiée au bord externe, et les veines dilatées, flexueuses, avec stases sanguines. — Les lésions sont beaucoup moins visibles dans l'œil droit.

Mort survenue le 7 février, sans convulsions, paralysie ou contracture, après un coma de 12 heures, avec asphyxie bronchique.

A l'*autopsie* : Thrombose opaque et cruorique des sinus, avec hydrocéphalie aiguë récente. — Méningite de la base avec infiltration purulente épaisse se prolongeant dans les scissures sylviennes : quelques granulations tuberculeuses dans ces scissures et à la convexité. Les *poumons*, les *reins*, le *foie* et la *rate* renferment quelques granulations tuberculeuses.

Réflexions. — Ici les phénomènes de la méningite ont été parfaitement nets et caractérisques ; et à l'autopsie on a trouvé dans la thrombose des tissus et dans l'hydrocéphalie la cause de la gêne circulatoire intra-crânienne qui s'est traduite au fond de l'œil par le gonflement œdémateux de la papille, l'œdème péripapillaire, la dilatation et la thrombose des veines rétiniennes.

OBSERVATION III.

Méningite tuberculeuse. — Névro-rétinite. — Exsudat papillaire. Stases veineuses.

Louise Sinigre, 11 ans, entrée le 5 février 1883, au n° 13 de la salle Sainte-Catherine, service de M. Bouchut.

Malade depuis huit jours. A été prise de mal de tête à l'école, vomissements pendant trois jours, constipation. Elle poussait quelques cris aigus. Embarras de la parole, surdité, soupirs, rougeurs intermittentes au visage, hyperesthésie des membres, pas de paralysie, ni de convulsions.

A l'*ophthalmoscope* : Les deux papilles sont rouges, gonflées, œdémateuses, avec les bords voilés par un exsudat grisâtre. Les veines sont très dilatées et remplies de stases veineuses. Les artères sont invisibles.

La maladie a continué son cours jusqu'au 13 février. L'enfant s'est affaiblie et a succombé par suffocation due à l'asphyxie et à la paralysie du poumon.

A l'*autopsie* : Les *sinus* sont remplis de caillots noirs, mous, fibrineux, blanchâtres, résistants. Les circonvolutions du cerveau sont très aplaties par l'épanchement ventriculaire. La *pie-mère* est infiltrée de sérosité jaunâtre, purulente, à la surface des hémisphères, plus épaisse à la base et dans les scissures où se trouvent quelques granulations miliaires tuberculeuses. Il y a également du pus à la surface supérieure du cervelet. La *substance cérébrale* est molle et les parois ventriculaires crémeuses, ramollies par l'épanchement ventriculaire considérable.

Les *poumons*, la *rate*, le *foie* et les *reins* renferment de petites granulations tuberculeuses récentes.

Réflexions. — Dans cette méningite qui a duré 16 jours, les symptômes du début ont été caractéristiques, mais il n'en a pas été de même à la fin.

L'enfant n'a eu ni convulsions, ni paralysie, et est morte avec des symptômes d'asphyxie par écume bronchique causée par la paralysie des poumons.

L'ophthalmoscope a révélé le gonflement avec œdème de la papille, la thrombose des veines rétiniennes indiquant la thrombose des sinus de la dure-mère, la compression du cerveau par épanchement intra-ventriculaire, et l'infiltration séreuse de la pie-mère, ce qui a pu être constaté à l'autopsie.

OBSERVATION IV.

Granulie. — Méningite généralisée. — Thrombose des sinus. Double névro-rétinite.

E. Bingel, âgée de 2 ans, entrée le 5 février 1883, dans le service de M. Bouchut. Elle est malade depuis trois mois d'une bronchite chronique tuberculeuse. Dans cet état elle est tombée, tout à coup, dans un profond sommeil mêlé de plaintes continuelles, de soupirs, ayant du strabisme convergent et des rougeurs intermittentes du visage. Pas de convulsions, ni de paralysie. Le pouls a disparu.

A l'*ophthalmoscope* : Double névro-rétinite avec gonflement, rougeur, exsudat grisâtre, opaque, péripapillaire ; — énorme dilatation et flexuosité des veines rétiniennes.

La mort survint le 6 février, sans convulsions, ni paralysie, par suite d'asphyxie par écume bronchique.

A l'*autopsie* : Les *poumons*, la *plèvre* sont criblés de gros tubercules caséeux. Il y en a dans le *foie*, dans la *rate*, dans les *reins* et dans le *mésentère* où ils sont énormes. On en trouve aussi dans le *péricarde*.

Dans le crâne : thrombose des sinus avec thrombose des veines méningées. La *pie-mère* de la convexité infiltrée de sérosité opaline est, sur l'hémisphère gauche, en arrière, couverte de granulations tuberculeuses jaunes, isolées ou en larges plaques. — Rien à la base et dans les scissures, pas de tubercules du cerveau, pas de tubercules dans les yeux.

Réflexions. — On a eu à peine le temps d'observer cette enfant qui est entrée le 5 et qui est morte le 6. Mais d'après les renseignements recueillis, il était évident que c'était là une affection tuberculeuse générale granuleuse, se terminant par méningite tuberculeuse.

L'ophthalmoscope a révélé une double névro-rétinite très intense ayant un exsudat très opaque blanchâtre, et une thrombose des veines rétiniennes, indiquant les mêmes lésions inflammatoires du cerveau, et les thromboses des veines méningées.

OBSERVATION V.

Poussée méningitique guérie. — Méningite tuberculeuse. — Névro-rétinite. Mort et autopsie. — Exsudat papillaire. — Stases veineuses.

L. Fournier, âgée de 7 ans, entrée le 15 mars 1883, au n° 21 de la salle Sainte-Catherine, service de M. Bouchut.

Elle est tombée malade il y a un mois et a eu alors des douleurs de tête, de la constipation, des vomissements; mais elle a paru se rétablir entièrement après un purgatif. — Trois semaines après, le 12 mars, elle fut reprise de mal à la tête, de vomissements qui ont duré cinq jours, de constipation et de somnolence; il y avait hyperesthésie des membres; mais pas de cris, ni de rougeurs du visage; le pouls était inégal, irrégulier (60); la température était de 38,2. — L'ophthalmoscope révélait une double névro-rétinite très accusée.

Le 20. Sulfate de quinine; somnolence, cris continuels de céphalée, soupirs et rougeurs du visage; plus de vomissements. Respiration suspirieuse. Intelligence conservée; pas de convulsions, pas de paralysie, ni d'abolition des reflexes rotuliens. — Pouls ralenti, intermittent, irrégulier (56). Température de 37,5.

A l'*ophthalmoscope :* Nerf gonflé, rouge, aplati, aux bords cachés par de l'œdème; veines larges, dilatées, flexueuses, avec stases sanguines; artères peu visibles.

L'enfant est resté dans le coma, criant à chaque instant. Elle est morte sans convulsions le 27 mars.

Autopsie : La calotte crânienne est enlevée par un trait de scie qui comprend, en même temps, la substance cérébrale. Les ventricules sont ouverts; ils sont énormément dilatées; le trou de Monro admettrait un crayon.

A la partie inférieure du cerveau on trouve un liquide louche, franchement purulent au niveau des scissures. A ce niveau on rencontre également quelques granulations miliaires blanchâtres.

Le corps calleux est ramolli, le trigone complètement diffluent. La surface convexe n'offre d'anormal qu'un notable aplatissement des circonvolutions.

Les sinus ne contiennent pas de caillots, mais il y en a dans les veines méningées.

A la surface du *foie*, des *reins* et de la *rate* on trouve des granulations miliaires.

La *plèvre viscérale* est couverte des mêmes granulations, mais le *parenchyme pulmonaire* ne renferme pas de foyers tuberculeux. A la base du poumon droit on rencontre un noyau d'apoplexie de la grosseur d'une noix; en suivant la branche de l'artère pulmonaire qui se rend au caillot, nous ne trouvons pas de caillots.

Les *ganglions péribronchiques* sont caséeux. Quelques-uns ont le volume d'un œuf de pigeon.

Le *cœur* droit est légèrement dilaté, on trouve des caillots fibrineux dans le ventricule et quelques-uns granuleux dans l'auricule du même côté.

Réflexions. — Cette enfant a fait sa méningite en deux fois, à courts intervalles. Elle a eu de réels symptômes de méningite qui se sont calmés par un purgatif, et elle a paru se rétablir entièrement. Mais trois semaines après, nouvelle apparition des symptômes durant 15 jours, et amenant la mort.

L'ophthalmoscopie, qui avait permis de constater une énorme névrite exsudative de la papille avec stases des veines de la rétine, a été contrôlée par l'autopsie, et l'hydrocéphalie ventriculaire aiguë comprimant le cerveau, de façon à gêner la circulation cérébrale, ainsi que les thromboses des veines méningées expliquèrent parfaitement les lésions intraoculaires.

OBSERVATION VI.

Méningite tuberculeuse. — Névro-rétinite. — Exsudat papillaire. — Dilatation des veines rétiniennes. -- Mort et autopsie.

Trankhauser, entrée le 26 mars 1883, au n° 40 de la salle Sainte-Catherine, service de M. Bouchut. — Morte le 27.

Elle est malade depuis quinze jours et on l'amène à l'hôpital dans le coma, sans connaissance, sans cris, avec un pouls ralenti, intermittent, irrégulier, la tête fortement renversée en arrière, sans contracture, ni convulsions, ni paralysie.

A l'*ophthalmoscope* : Elle offre de l'œdème papillaire grisâtre qui voile tout à fait les contours de la papille. Les veines rétiniennes sont énormément dilatées et les artères peu visibles.

A l'*autopsie* : Les ventricules sont très dilatés par l'hydrocéphalie. Le corps calleux et le trigone sont complètement ramollis. — Les circonvolutions, comprimées par l'épanchement, sont aplaties; du côté de l'hémisphère gauche on trouve sur la surface convexe, surtout à la partie antérieure, un liquide louche infiltré dans la pie-mère; à droite, au contraire, les veines sont gorgées de sang noir.

Le sinus longitudinal supérieur contient du sang noir et un petit caillot fibrineux qui se prolonge jusque dans les sinus latéraux. — A la base : exsudat purulent au niveau du chiasma, exsudat qui ne se prolonge pas notablement du côté des scissures. — Au niveau du vermis superior quelques granulations tuberculeuses. — Rien à la coupe dans l'intérieur des centres nerveux.

Au sommet du *poumon* gauche on trouve des tubercules caséeux de la grosseur d'une noisette.

Rien dans les autres organes.

Réflexions. Cette enfant n'a fait que passer dans la salle. Elle n'y a séjourné que 24 heures. Entrée le 26, elle est morte le 27 mars. A son arrivée on constata des symptômes non douteux de méningite avec la névro-rétinite spéciale révélatrice de la maladie.

L'autopsie a révélé l'accord des lésions intra-oculaires et des lésions cérébrales ou méningées, en montrant l'existence de la méningite tuberculeuse et l'hydrocéphalie gênant la circulation cérébrale et amenant l'œdème péripapillaire.

OBSERVATION VII.

Méningite. — Névro-rétinite. — Irrégularité de la papille. Exsudat papillaire et atrophie commençante.

Vuillemot, âgée de 2 ans, entrée le 29 mars 1883, au n°13 de la salle Sainte-Catherine, service de M. Bouchut.

Elle a été prise de convulsions subites, il y a quinze jours. Cette attaque, qui a duré 5 heures, n'a pas eu de suites immédiates. L'enfant a paru se remettre; puis, au bout de trois jours, ont apparu des vomissements, de la constipation, un sommeil continu, des cris et des soupirs. Depuis trois jours, elle a une hémiplégie droite incomplète, avec un peu de contracture et de tremblement. Le pouls est insensible. La température est de 37,3.

A l'*ophthalmoscope*: A gauche, un peu d'atrophie papillaire; à droite, le nerf optique présente, du côté interne, une expansion blanche qui rend la papille irrégulière. Il y a un léger exsudat péripapillaire gris ardoisé. Les veines sont peu dilatées et flexueuses. A gauche, la papille, comme nous l'avons dit, est un peu atrophiée, elle est blanchâtre et régulière. Les veines sont peu dilatées.

L'enfant meurt le 2 avril dans la nuit.

A l'*autopsie*: On trouve une *méningite suppurée de la base* avec exsudation gélatineuse verdâtre très épaisse sur le chiasma. Dans les scissures il y a des plaques dures jaunes d'infiltration tuberculeuse et tout alentour des granulations isolées. *Les ventricules lateraux* sont dilatés et remplis de sérum; leurs parois sont crémeuses et ramollies. On constate la compression de toute la substance corticale qui est aplatie.

Il y a quelques granulations dans les *poumons*, le *foie*, la *rate* et les *reins*.

Réflexions. Dans ce cas la méningite a débuté par une convulsion subite, ce qui n'est pas habituel, et l'enfant a paru se remettre, mais quinze jours après les véritables phénomènes de la méningite se sont déclarés, et elle arrive avec une hémiplégie droite accompagnée d'un peu de contracture.

D'apres l'ophthalmoscopie qui montre un début d'atrophie de la papille, il est évident que l'affection cérébrale durait depuis longtemps avant sa manifestation. Au moment de l'entrée à l'hôpital, il y avait dans les yeux, outre l'atrophie commençante du nerf, un état de suffusion séreuse péripapillaire et une flexuosité des veines rétiniennes qui annonçaient la compression des circonvolutions cérébrales par l'épanchement ventriculaire.

En effet l'autopsie a révélé cet épanchement qui était joint à une infiltration tuberculeuse en plaques des scissures de Sylvius. Il y avait, en outre, des granulations tuberculeuses isolées et une infiltration purulente sur le chiasma des nerfs optiques.

OBSERVATION VIII.

Méningite guérie. — Névro-rétinite. — Exsudat papillaire. — Rougeole intercurrente. — Mort. — Granulations tuberculeuses de la rétine.

Mercier, âgée de 3 ans, entrée le 2 février 1883, au n° 53 de la salle Sainte-Catherine, service de M. Bouchut. Morte le 2 mars.

Malade depuis 5 jours, avec vomissements, constipation, mal à la tête, cris aigus, soupirs, renversements de la tête, somnolence continuelle, pas de rougeurs. La température est de 38,2. Le pouls est inégal, intermittent (80).

A l'*ophthalmoscope*: Double névro-rétinite caractérisée par le gonflement et la rougeur de la papille dont les bords sont voilés par l'œdème. Il y a une dilatation énorme des veines avec stases et flexuosités.

On administre : Sulfate de quinine, 10 centigrammes.

Le 2. On constate : de la somnolence, des plaintes continuelles, le pouls intermittent (72), pas de vomissements, ni de diarrhée, de la respiration suspirieuse et des rougeurs intermittentes de la face. Température : 38,5.

De nouveau : Sulfate de quinine, 10 centigrammes.

Le 5 et les jours suivants, on trouve le même état en apparence. L'enfant boit du lait et les selles se rétablissent.

Le 10. L'enfant paraît plus éveillée, joue un peu, ne crie plus, ne fait plus de soupirs et n'a plus de rougeurs. Seulement, si on l'assied, elle ne peut pas tenir sa tête, qui tombe en avant ou en arrière. Le pouls est ralenti, inégal, irrégulier, intermittent (60). — Température, 37,5.

L'amélioration se maintient et se confirme de plus en plus, car le 15, l'enfant se tient assise et sa tête reste droite sur les épaules sans fléchir comme précédemment.

Le 18. L'enfant a de la fièvre, un grand abattement, du larmoiement, une toux continuelle et le 20, elle est en pleine éruption de *rougeole.*

L'éruption suit son cours en se compliquant d'une broncho-pneumonie qui amène l'asphyxie progressive et, par suite, la mort le 2 mars.

Autopsie : La pie-mère de la convexité des hémisphères est encore infiltrée de sérosité louche, mais à la base, dans les scissures et au vermis supérieur du cervelet, elle est blanche, laiteuse, opaline et épaissie. La lésion est surtout apparente dans l'espace interpédiculaire et sur le cervelet. A la base il y a un seul point où, par un épaississement plus grand et circonscrit, on croirait voir une granulation tuberculeuse, mais il n'y a pas d'autre lésion semblable. Cette pie-mère, examinée au microscope, montre des leucocytes altérés, graisseux, en régression. — Les sinus de la dure-mère renferment des caillots qui gênent notablement la circulation en s'étendant dans les veines méningées. — La substance cérébrale paraît saine et ne renferme pas de tubercules.

Dans les *yeux*, on voit à la loupe l'infiltration papillaire cachant la papille presque complètement et d'un côté il y a sur une rétine deux granulations tuberculeuses, opaques, blanchâtres, l'une assez grosse, l'autre très petite qui ont complètement l'aspect de tubercules miliaires.

Les *poumons* sont fortement congestionnés avec des noyaux de pneumonie lobaire et l'un d'eux renferme une caverne de moyenne grandeur au sommet, sans qu'il y ait de granulations tuberculeuses dans le reste de l'organe.

Le *foie*, la *rate*, les *reins* sont sains.

Réflexions. — On voit ici un cas rare de méningite guérie, ayant eu tous les signes fonctionnels et les lésions oculaires de cette maladie. Elle a duré vingt et un jours, et au bout de ce temps l'enfant jouait sur son lit. C'est alors qu'elle fut prise de rougeole et qu'elle succomba au bout de douze jours.

Le diagnostic de méningite guérie fut confirmé par l'autopsie, et on constata que la maladie était de nature tuberculeuse, car il y avait une granulation dans le cerveau et une caverne dans le poumon.

De plus, fait exceptionnellement rare, il y avait deux granulations tuberculeuses. non dans la choroïde, mais dans la rétine.

OBSERVATION IX

Rougeole et tuberculose miliaire généralisée; convulsion le seizième jour. — Exsudat papillaire. — Névrite optique. — Stases veineuses rétiniennes. — Tubercules de la choroïde.

Blanche Laudert, âgée de 2 ans, entrée le 3 janvier 1883, au n° 49 de la salle Sainte-Catherine, service de M. Bouchut. — Morte le 12 janvier.

L'enfant entre avec une éruption mal sortie de rougeole venue après cinq jours de prodromes. Elle était toujours malade avant cette époque, toussait souvent et était très faible. Elle semblait se remettre de sa rougeole, la fièvre était tombée, elle jouait sur son lit et commençait à manger des œufs et des potages lorsqu'elle fut prise de convulsions des deux côtés, tantôt à droite, tantôt à gauche, suivant que la déviation conjuguée des yeux était à droite ou à gauche.

Elle succomba au bout de 27 heures.

A l'*ophthalmoscope*: Névrite optique double avec exsudat grisâtre, opalin, cachant les bords de la papille. Dilatation et flexuosité énormes des veines remplies de thromboses; disparition des artères, et dans l'œil gauche un tubercule blanc saillant, gros comme une petite tête d'épingle, en avant duquel passe un petit vaisseau.

A l'*autopsie* : Thrombose énorme, ambrée du sinus longitudinal et des autres sinus, ainsi que des veines méningées. — Aplatissement des *circonvolutions cérébrales* par l'épanchement intra-ventriculaire. Ramollissement crémeux du trigone cérébral. — La *pie-mère* est fortement injectée à la convexité où se trouvent trois granulations tuberculeuses, mais il n'y a pas d'infiltration purulente à la base et dans les scissures, ni de granulations. — Dans le milieu de la *protubérance* une petite granulation tuberculeuse jaune verdâtre avec zone brune à l'entour.

Dans la *choroïde* une granulation tuberculeuse.

Dans le *poumon*, la *rate*, les *reins*, autres granulations tubereuleuses.

Réflexions. — Dans ce fait, il n'y a pas de véritable méningite avec les symptômes habituels. On remarque une enfant tuberculeuse qui est prise de rougeole, et dans la défervescence il se fait une thrombose cachectique des sinus de la dure-mère gênant la circulation cérébrale, et produisant l'hydrocéphalie aiguë, la compression du cerveau et la mort.

L'ophthalmoscope. montrant des stases et thromboses rétiniennes, indiquait la thrombose des sinus de la dure-mère. L'exsudat séreux de la papille révélait l'infiltration séreuse de la pie-mère. Enfin, la *tuberculose de la choroïde* annonçait la nature tuberculeuse de la maladie.

Toutes ces déductions ont été confirmées par l'autopsie.

OBSERVATION X.

Scrofule. — Méningite consécutive. — Névrite optique. — Exsudat papillaire. Tubercules pigmentés de la choroïde.

Joséphine Lacaux, âgée de 15 ans, entrée le 23 avril 1883 au n° 9 de la salle Sainte-Catherine, service de M. Bouchut.

La malade est une scrofuleuse couverte de glandes suppurées et cicatrisées au cou, en même temps que d'autres seulement indurées ou en voie de ramollissement. Elle est très affaiblie et souffre de la tête. Elle vomit tous les jours, mais n'a pas de constipation. Elle voit double sans avoir de strabisme. Elle a de l'embarras de la parole. Elle ne peut se tenir debout. quoiqu'elle ne soit pas paralysée. Sa sensibilité est intacte. Sa température est de 37,2. Son pouls est régulier (72).

A l'*ophthalmoscope*. Les deux nerfs sont gonflés; la papille est grisâtre, œdématiée ; les veines sont peu dilatées. Dans l'œil droit, la papille offre du côté interne une granulation blanche qui se confond avec elle et qui est entourée de pigment. Dans l'œil gauche. en dehors de la papille, sur la rétine, il y a une granulation blanche toute couverte de pigment.

A l'*autopsie*. On trouve des tubercules miliaires dans les *poumons*, ainsi que des tubercules dans les *ganglions bronchiques*. On constate également la tuberculose du *péritoine* et des *ganglions mésentériques*.

Dans le cerveau. Infiltration séreuse purulente de la pie-mère avec granulations dans les scissures sylviennes. Hydrocéphalie ventriculaire avec ramollissement des parois. Thrombose fibrineuse blanche, ambrée et très grosse de tous les sinus. Infiltration purulente des méninges et de la partie supérieure du cervelet.

Réflexions. — Cette enfant, affaiblie par la diathèse scrofuleuse, par des glandes cervicales suppurées et par d'autres glandes tuberculeuses du cou, avait des granulations dans tous les viscères, et sans doute aussi d'anciennes granulations de la choroïde qui ont provoqué autour d'elles un dépôt de pigment.

Dans ces conditions, elle a été prise d'embarras de la parole, de parésie des membres, et finalement de méningite déterminant la mort.

L'exsudat grisâtre péripapillaire et les tubercules de la choroïde annonçaient l'infiltration séro-purulente de la pie-mère, ainsi que la présence de tubercules dans cette méninge, faits vérifiés par l'autopsie.

OBSERVATION XI.

Thrombose marastique des sinus. — Thrombose des veines de la rétine. Œdème péripapillaire.

Foucher, âgée de 14 ans, entrée le 13 mai 1883, salle Sainte-Catherine, service de M. Bouchut, pour une tuberculose pulmonaire datant de plusieurs mois.

Le 22 mai. La malade est prise de maux de tête et de vomissements. Elle a de la constipation; son ventre se rétracte; elle est agitée et pousse des soupirs. Son pouls est régulier et très rapide. Elle est dans un état d'opistothonos très prononcé.

A l'*ophthalmoscope*. On constate un peu d'œdème péripapillaire; les veines nombreuses sont dilatées, flexueuses et présentent plusieurs thromboses.

La maladie a continué, dans le même état, son cours jusqu'au 31 mai. Le pouls étant toujours très rapide, sans intermittence et sans irrégularité; la température oscillant entre 39° et 40,6.

Le 28 mai. La malade a eu du délire et de l'engouement pulmonaire. Elle s'est éteinte par asphyxie sans convulsions ni paralysie, mais toujours dans l'opistothonos.

A l'*autopsie*. Nombreux caillots blancs de tous les sinus; caillots noirs des veines méningées ; suffusion purulente de la pie-mère à la convexité, s'amoindrissant à la base et dans les scissures, et s'étendant jusque sur le bulbe et la moelle. Le cerveau, très congestionné, présente de l'hydrocéphalie centrale accompagnée du ramollissement du trigone cérébral. On trouve quelques granulations tuberculeuses dans la scissure.

Les *poumons* et les autres *viscères* ne contiennent pas de tubercules.

Réflexions. — Il s'agit ici d'une phthisique qui, par suite de l'état de cachexie tuberculeuse, a eu dans les sinus une thrombose veineuse, absolument comme d'autres présentent cette thrombose cachectique dans les membres, maladie appelée *phlegmatia alba dolens*. C'est là la thrombose cachectique ou marastique des sinus de la dure-mère qui s'observe à la fin des maladies chroniques, et qui se traduit chez l'adulte par du délire final, et chez les enfants par les convulsions terminales.

Dans ces cas, comme chez cette enfant, on trouve toujours la papille rouge, gonflée, et les veines plus ou moins dilatées, flexueuses, avec des thromboses.

Par cette altération intra-oculaire constante chez un sujet cachectique pris de délire ou de convulsions, on peut affirmer l'existence d'une thrombose marastique des sinus.

OBSERVATION XII.

Méningite tuberculeuse et otorrhée chronique. — Névro-rétinite. — Mort. Dilatation énorme des veines. — Exsudat papillaire.

Dijoux, âgée de 4 ans, entrée le 11 juin 1883 au n° 40 de la salle Sainte-Catherine, service de M. Bouchut.

Elle est malade depuis huit jours. Elle a eu des vomissements, de la constipation, un fort mal de tête, des cris aigus; elle a perdu tout appétit.

Depuis quatre jours elle a perdu connaissance, et aujourd'hui on la voit dans un profond état de somnolence, ne poussant plus de cris, n'ayant plus de vomissements. Elle n'a pas eu d'évacuation depuis son entrée; sa sensibilité est presque éteinte; elle a une hémiplégie incomplète à droite. Son visage est dévié à gauche; sa paupière gauche est dans le prolapsus; son œil gauche présente du strabisme interne. Le pouls est régulier (120). La respiration est pareillement régulière.

Elle est atteinte d'otorrhée, à droite, depuis six mois.

A l'*ophthalmoscope*. Dilatation énorme des veines rétiniennes. Léger exsudat blanchâtre voilant les bords de la papille et la rendant peu distincte. Les artères sont invisibles.

Cet état a duré jusqu'au 15 juin, puis l'hémiplégie est devenue complète, le poumon s'est empli de râles, et l'enfant a succombé le 16.

L'autopsie a été empêchée par opposition de la famille.

Réflexions. — Dans ce fait, malheureusement privé de vérification anatomique, on peut se demander si l'otorrhée chronique, vieille de six mois, était assez profonde pour amener l'altération du rocher et consécutivement la méningite, ou si la méningite s'est développée indépendamment de l'affection de l'oreille. Sans autopsie, la question est insoluble.

Quoi qu'il en soit, par les symptômes observés, il est évident qu'il y a eu là une méningite compliquée d'un point d'encéphalite dans l'hémisphère gauche, et qui a produit la paralysie hémiplégique graduelle observée pendant la vie. A ces symptômes, si l'on ajoute les lésions intra-oculaires révélées par l'ophthalmoscope, telles que la disparition des artères, l'exsudat couvrant la papille et l'énorme dilatation des veines, il ne saurait y avoir de doute sur le diagnostic ni sur la relation des altérations oculaires avec la maladie des méninges et du cerveau.

OBSERVATION XIII.

Méningite tuberculeuse gauche. — Névrite optique beaucoup plus marquée à gauche qu'à droite. — Œdème papillaire.

Loreusot, âgée de 7 ans, entrée le 11 novembre 1883 au nº 25 de la salle Sainte-Catherine, service de M. Bouchut.

La malade a eu la coqueluche, il y a trois mois, puis la fièvre typhoïde.

Elle est souffrante depuis huit jours ; elle a cessé de manger, elle se plaint de la tête, a eu des vomissements et de la constipation.

A son entrée, elle a de la somnolence, a perdu incomplètement connaissance, et pousse des cris par douleurs de tête. Température 38°4. Le pouls est intermittent (72). On constate une hémiplégie incomplète, même à la face.

A l'*ophthalmoscope*. Double névrite optique, plus marquée à gauche. Gonflement du nerf optique avec diffusion des bords papillaires, sous un voile grisâtre œdémateux. Thromboses des veines.

Cette enfant est emmenée dans le même état par les parents.

OBSERVATION XIV.

Microcéphalie. — Atrophie de la papille.

Rolland, âgée de 7 ans, entrée le 18 mars 1881, salle Sainte-Catherine, service de M. Bouchut. Morte le 30 avril 1883.

Cette enfant est restée deux ans à l'hôpital dans un état d'idiotie complet, avec des convulsions réitérées violentes, revenant plusieurs fois par semaine.

La vie organique était excellente : on n'observait d'anormal qu'une diarrhée intermittente. Puis cette diarrhée s'est établie à l'état permanent, et l'enfant a succombé.

A l'*ophthalmoscope*. Les deux papilles sont très petites, blanches, nacrées, brillantes. Les vaisseaux sont extrêmement fins ; les artères sont peu visibles.

A l'*autopsie*, le cerveau, très petit, offre des circonvolutions presque normales dans les hémisphères antérieurs, mais dans le lobe occipital, les circonvolutions sont très étroites, petites, chagrinées et ridées ; sur ce point, à l'intérieur du cerveau, la substance est un peu indurée, et l'écorce grise peu apparente.

Les nerfs optiques sont très atrophiés dans toute leur longueur jusqu'au chiasma et en arrière du chiasma, on voit la bandelette très rétrécie jusqu'aux tubercules quadrijumeaux.

Les poumons sont sains, et tous les autres organes sont sains, sauf la muqueuse intestinale qui, dans le colon descendant, est couverte d'arborisations rouges inflammatoires.

OBSERVATION XV.

Tumeur du cerveau. — Névro-rétinite.

Pauline Franche, âgée de 10 ans 1/2, est venue à la consultation du 5 juin 1883 Prise, il y a neuf semaines, de céphalalgie, de bourdonnements d'oreilles. d'affaiblissement visuel acccompagné de diplopie, de raideur des doigts de la main droite, d'un peu de faiblesse dans la jambe droite et de quelques vomissements, on a cru à un commencement de méningite. Puis les accidents ont disparu, et il ne reste plus qu'un peu de mal de tête.

L'enfant marche sans conserver la faiblesse qu'elle a eue primitivement; elle n'a point d'anesthésie ni de parésie musculaire; mais elle se plaint d'avoir un léger brouillard devant les yeux. Elle mange assez bien et digère sans difficulté.

A l'*ophthalmoscope*. On constate dans les deux yeux un notable gonflement de la papille, qui est œdématiée et voilée par une exsudation grisâtre. Les artères et les veines n'offrent rien de particulier.

Réflexions. — Les symptômes observés devaient faire craindre une maladie du cerveau ou des méninges, — et, en effet, on a cru à l'existence d'une méningite, — diagnostic abandonné par le fait de la guérison. Mais il est évident que l'examen ophthalmoscopique, révélant une névrite exsudative de la papille, indique un état inflammatoire chronique à l'intérieur du crâne, et il est probable qu'il s'agit ici d'une encéphalite entourant un tubercule ou un gliome du cerveau.

OBSERVATION XVI.

Tumeur cérébrale. — Névro-rétinite.

Bertha Corbin, âgée de 6 ans, entrée le 19 avril 1883 au n° 11 de la salle Sainte-Catherine, service de M. Bouchut.

L'enfant, tout d'abord triste pendant un mois, a été prise tout à coup de faiblesse accompagnée de pâleur. Peu après est survenue la paralysie de la jambe droite. Trois jours après, l'enfant a été prise, six heures durant, de fortes convulsions siégeant dans le côté droit, tandis que le côté gauche est resté indemne; pendant ce temps la connaissance ne s'est pas égarée. Depuis lors l'enfant est faible; elle marche comme une personne atteinte de myélite, en fauchant; elle voit bien clair, mange bien, ne vomit pas, et n'a ni constipation ni fièvre.

A l'*ophthalmoscope*. On constate une double névrite optique caractérisée par le gonflement de la papille et un œdème qui en voile les bords. La choroïde et les vaisseaux paraissent sains.

L'enfant est emmenée par ses parents le 31 mai.

OBSERVATION XVII.

Tumeur cérébrale. — Névro-rétinite. — Granulations de la rétine.

Marie Couder, âgée de 6 ans, entrée le 16 avril 1883 dans le service de M. Bouchut. Sortie le 22 du même mois.

Elle est malade depuis trois mois. Elle a de fréquentes convulsions, des vomissements répétés et de la constipation. Elle n'a pas de douleurs de tête. Elle continue à marcher, mais elle fait des chutes dont elle peut se relever toute seule. Elle a du strabisme externe droit sans diplopie. Elle a conservé toute sa sensibilité; les réflexes rotuliens sont conservés; elle a bon appétit et pas de fièvre.

A l'*ophthalmoscope*. Double névro-rétinite avec un énorme exsudat très large masquant toute la papille. La rétine présente plusieurs fines granulations blanchâtres.

L'enfant est restée plusieurs jours dans le service, puis on l'a emmenée dans le même état.

Réflexions. — Les symptômes observés sont évidemment ceux d'une affection cérébrale chronique; mais de quelle nature? Il est difficile de le dire. Nous avons pensé qu'il existait chez cette enfant un tubercule des pédoncules cérébraux et peut-être de la protubérance, mais il est impossible de se prononcer à cet égard.

Quoi qu'il en soit, à cette lésion cérébrale correspondait une lésion intra-oculaire considérable caractérisée par un exsudat énorme couvrant la papille, et de plus des granulations miliaires blanchâtres de la rétine.

OBSERVATION XVIII

Paralysie de convalescence typhoïde. — Hémiplégie avec tremblement. Hyperhémie papillaire. — Veines rétiniennes très dilatées.

Saujet (Henri), âgé de 8 ans, venu à la clinique de M. Bouchut le 15 juillet 1883.

L'enfant a eu, il y a deux ans, une fièvre typhoïde très grave qui a duré plusieurs mois. Il était guéri, se promenait, mangeait bien, lorsqu'après deux mois il a été pris d'une hémiplégie, incomplète, avec tremblement du côté droit, n'occupant pas la face ; il marchait difficilement tout en continuant encore à marcher. L'état s'est amélioré, mais non guéri.

Aujourd'hui avec un état général excellent, n'ayant ni troubles visuels, ni troubles de sensibilité, il conserve une faiblesse du membre inférieur droit dans la marche, et une faiblesse du membre supérieur droit avec un tremblement très prononcé dès qu'il veut se servir de sa main. Les réflexes sont conservés, peut-être même exagérés.

A *l'ophthalmoscope* : La papille est rouge, fort injectée et présente un peu d'excavation centrale. Les veines sont extrêmement dilatées.

L'enfant a été amélioré par l'usage de la vératrine (10 à 20 milligrammes par jour). Il est revenu plusieurs fois à la consultation sans être guéri ; l'œil est resté dans le même état. Le traitement a été suivi pendant quatre mois.

OBSERVATION XIX

Hydrocéphalie chronique. — Atrophie du nerf optique et de la choroïde avec dépôts pigmentaires.

Blanche, âgée de 17 mois. Depuis l'âge de cinq mois, sans convulsions préalables, sa tête a commencé à grossir. A 7 mois deux incisives supérieures ont apparu, et à 13 mois une molaire. L'enfant présente de petits phénomènes de la face et des yeux atteints de nystagmus. Sa tête a 52 centimètres de circonférence. Ses fontanelles sont très larges, et la suture fronto-pariétale descend jusque vers la tempe.

A *l'ophthalmoscope*, on constate que le nerf optique est atrophié, blanc, nacré, et que la rétine est couverte sur certains points de granulations pigmentaires très caractérisées, et sur d'autres points par des plaques blanches de décoloration choroïdienne.

On donna en traitement, de l'iodure de potassium à la dose de un gramme par jour.

L'enfant, ramenée plusieurs fois à la clinique par sa mère est restée dans le même état.

OBSERVATION XX.

Sclérose latérale amyotrophique. — Atrophie de la papille. Hydrocéphalie chronique.

Meunier (Anna), âgée de 11 ans, entrée le 12 février 1883 à la salle Sainte-Catherine, service de M. Bouchut.

Cette enfant, dont les parents sont bien portants, a joui elle-même jusqu'à l'âge de 4 ans d'une bonne santé. A cette époque, au dire de ses parents. elle eut une grande frayeur : elle faillit être renversée par un bœuf. Elle ne reçut pourtant aucune blessure, n'eut ni perte de connaissance, ni attaques de convulsions, mais à partir de ce moment on s'aperçut que sa tête grossissait; en même temps les membres, tant les inférieurs que les supérieurs s'affaiblissaient progressivement, et six mois après l'enfant prenait le lit; elle n'a jamais marché depuis lors. La paralysie s'est ainsi établie peu à peu sans aggravation brusque, sans aucune affection fébrile intercurrente, et depuis plusieurs années déjà elle a atteint le degré que nous observons aujourd'hui.

Ce qui frappe au premier abord en face de cette malade c'est l'énorme développement de sa tête. Ce n'est pas le crâne seul qui a pris un grand développement, comme cela s'observe dans certaines hydrocéphalies, la tête entière, le cou lui même ont une grosseur énorme.

Si nous examinons maintenant les membres inférieurs, nous voyons que leur longueur est au moins égale à celle des membres inférieurs d'un enfant du même âge et bien portant. La malade ne peut les soulever au-dessus du lit; la jambe est à demi fléchie sur la cuisse, et la cuisse sur le bassin; il faut une certaine force pour les ramener dans l'extension; les articulations paraissent saines, et la permanence de la flexion est due à la contracture musculaire. Les pieds sont en valgus; les mouvements des orteils sont nuls. La sensibilité à la douleur et à la chaleur est intacte; le chatouillement de la plante du pied, l'extension forcée du pied sur la jambe provoquent une trépidation qui reste unilatérale et s'arrête d'elle-même assez rapidement. Le phénomène du genou est notablement exagéré. Les muscles répondent assez rapidement au courant faradique.

Le membre droit mesure au niveau du mollet 21 centimètres, le membre gauche au même niveau n'atteint que 19 centimètres.

Les poils du pubis sont abondants, et les seins sont tellement développés que nous doutons de l'exactitude des renseignements donnés par les parents au point de vue de l'âge de leur enfant.

Aux membres supérieurs il existe également un léger degré de contracture. A droite, la main ne présente rien de particulier; il n'y a pas d'atrophie notable des muscles ; mais dans les mouvements de longue portée comme dans l'acte de porter les aliments à la bouche, la main est prise d'un tremblement qui s'accentue rapidement et finit même par se communiquer au membre du côté opposé.

L'avant-bras gauche est notablement atrophié. La main sur laquelle les groupes musculaires ne sont plus du tout apparents, est fléchie à angle droit; et, lorsqu'on demande à la malade de la mettre dans l'extension, on voit d'abord l'extrémité des doigts se relever et, en dernier lieu, la main; ce mouvement s'exécute sous l'influence des extenseurs des doigts; les extenseurs propres de la main, les deux radiaux externes et le cubital postérieur sont paralysés.

Les deux bras présentent sensiblement le même volume, on n'y observe rien de spécial.

La tête, comme nous l'avons dit, est très développée ; elle mesure 60 centimètres de circonférence ; il n'y a pas d'asymétrie apparente, les fontanelles sont soudées.

Les yeux sont animés d'un mouvement incessant de nystagmus qui en rend l'examen très difficile ; les pupilles sont dilatées et il existe un peu de strabisme convergent.

A *l'examen ophthalmoscopique* on trouve une papille atrophiée, très petite, blanche, nacrée, d'où émanent des vaisseaux rares et de petit volume; cette papille qui représente un type d'atrophie blanche, tranche sur un fond fortement pigmenté. Néanmoins la vision est conservée, la malade peut même exécuter de petits travaux de tricot. La lésion est plus marquée à gauche qu'à droite.

L'intelligence sans être très développée n'est pas nulle, la malade parle mal et ne sait pas lire ; mais elle a été susceptible de recevoir pourtant une instruction suffisante pour qu'on lui ait fait faire sa 1re communion. Les fonctions digestives s'accomplissent d'ailleurs régulièrement; le cœur et les poumons sont sains.

Réflexions. — Dans cette observation, à la faiblesse des membres inférieurs a succédé la paralysie du membre inférieur gauche avec contracture des genoux et paralysie incomplète du membre supérieur gauche, surtout des extenseurs des doigts. — Le côté gauche seul présentait une notable atrophie musculaire.

La sensibilité est restée intacte, mais les réflexes sont exagérés.

L'intelligence est restée faible en même temps que la tête augmentait notablement de volume. Avec le nystagmus, la vision s'est affaiblie par degrés sans se perdre néanmoins, malgré une atrophie blanche de la papille du nerf optique.

Il n'y a pas eu d'autres phénomènes bulbeux, qu'un faible embarras de la parole.

OBSERVATION XXI.

Otorrhée. — Vertiges auriculaires. — Carie du rocher. — Méningo-encéphalite. Névro-rétinite. — Hémorrhagies de la rétine.

Choisy, âgée de 12 ans, entrée le 10 janvier 1880, salle Sainte-Catherine, service de M. Bouchut, malade depuis le 15 septembre 1879. Elle a été prise de douleur de tête et d'oreille gauche suivie d'écoulement purulent qui n'a pas cessé aujourd'hui. Elle a une douleur de tête persistante à gauche et depuis quelques jours voit confusément, mais elle a continué de faire des chemises jusqu'il y a huit jours.

Quand elle est debout, elle a des vertiges intermittents qui, sans lui faire perdre connaissance, la feraient tomber et lui donnent un mouvement de rotation dans la tête à gauche. Elle marche mal, les jambes sont lourdes; sans picotement, réflexe du genou conservé; la peau est sensible à la piqûre, mais le réflexe de la plante du pied a disparu. Bon appétit, pas de vomissements, un peu de constipation, pouls régulier à 80°.

A *l'ophthalmoscope* les deux papilles sont gonflées, rouges; les bords sont cachés par un exsudat grisâtre radié; les veines paraissent interrompues et il y a çà et là de petites hémorrhagies, sans granulations blanches. (Planche II, figure 11.)

Pas d'albuminurie, les hémorrhagies se sont résorbées, puis il s'en est fait d'autres, et le fond de l'œil a changé d'aspect d'une semaine à l'autre.

Le 1er mai. Il n'y a plus d'hémorrhagies depuis un mois, et le nerf optique est couvert par un exsudat grisâtre qui cache les contours papillaires et les fait disparaître entièrement. Cet exsudat s'étend assez loin sur la rétine. Les veines sont dilatées et les artères peu visibles. La vision est conservée, et, à 25 centimètres, elle lit d'assez petits caractères d'imprimerie.

Le 15, même état, sauf l'altération de la vision, et l'enfant ne peut plus lire.

Depuis le 20 mai, l'enfant est prise, de temps à autre, de convulsions avec perte de connaissance, puis après cela des syncopes sans convulsions, et elle meurt le 22 août.

A *l'autopsie*. Nécrose du rocher gauche laissant intacte la dure-mère et la fosse temporale moyenne.

Hydrocéphalie considérable étendue à 2 centimètres du lobe frontal et du lobe occipital, de façon à donner 18 centimètres de longueur aux ventricules latéraux.

Sur le plancher du 4e ventricule et dans le lobe moyen du cervelet, une tumeur mollasse, crémeuse, blanchâtre, grosse comme une noix et occupant l'origine du nerf auditif qui est détruite. Cette tumeur étudiée au microscope a paru être un sarcome angiolithique. Les tubercules quadrijumeaux et la bandelette des nerfs optiques sont ramollis.

Le fond de l'œil présente un nerf optique infiltré, diffus, avec exsudat grisâtre, rétinien.

A ces observations je vais en joindre une très curieuse, de méningite cérébro-spinale, recueillie par Juhel-Rénoy et Damalix, relative à un fait très rare de sarcome du cervelet.

OBSERVATION XXII.

Méningite cérébro spinale par suite de sarcome du cervelet et de la moelle épinière. — Névrite-rétinite. — Guérison avec paraplégie. — Epilepsie spinale. Eschares. — Mort. — Autopsie. — Histologie,

Marie B..., âgée de 7 ans, entrée le 28 mai 1879, au nº 9 de la salle Sainte-Catherine, service de M. Bouchut. — Morte le 29 août 1879.

Cette enfant a eu la *rougeole* à 3 ans et pas d'autre maladie.— Depuis deux mois, il y a chez elle un *changement de caractère* très manifeste, consistant en une tristesse insurmontable. En même temps, les parents notaient un *amaigrissement* considérable. — Concurremment à ces symptômes il existait un mal de tête, fixe, général, avec des recrudescences vespérales, dans lesquelles il y avait des *vomissements* alimentaires ou autres et sans douleurs.

Depuis une dizaine de jours, les nuits, jusque-là assez calmes, ont été agitées, par des cauchemars effrayants, qui réveillaient subitement l'enfant.

État actuel : L'enfant, couchée dans le décubitus latéral droit, est assoupie, les paupières closes, cependant, par des interrogations fortes, on la fait sortir de cet état, elle ouvre alors les yeux, pousse de petits gémissements plaintifs, sa figure se colore de rougeurs fugaces, et elle fait, de temps à autre, de profonds soupirs. Quel que soit le mode d'interrogation, elle ne répond à aucune de nos questions ; interrogée sur le siège de ses souffrances, elle reste systématiquement sans réponse.

T. ax., 36,4. P., 88, avec des *intermittences* très manifestes, toutes les vingt secondes environ.

Depuis son entrée il y a eu un vomissement.

Tube digestif : Langue rosée, soif modérée. — *Abdomen* : Type très excavé, en bateau, pas douloureux. — Rien au *cœur* ni aux *poumons*. Sensibilité très bien conservée. — Pas de contractures, ni de strabisme, ni de paralysie des membres.

T. ax., 37,4. L'enfant est moins endormie. Elle répond aux questions par monosyllabes, d'un ton sec et rapide. *Oui monsieur, non monsieur*.

Le 29. Il y a eu un vomissement ce matin. *Pas de selles* depuis son entrée dans nos salles. P., 132, avec des irrégularités. T., 37,4. — Potion : *iodure potassium*, 1 gramme.

Somnolence, mal de tête et profonds soupirs.

Le 30. T., 36,8 ; P., 128. Il n'y a pas eu de vomissement, ni de selles. Les yeux ont un air hagard, étonné, qui frappe. La rougeur des pommettes est considérable.

Réponses brèves et saccadées. Langue blanche, peu d'appétit.

A l'*ophthalmoscope* : Les deux yeux offrent une névro-rétinite caractérisée par un exsudat blanchâtre opalin qui couvre les bords papillaires et les efface complètement. — Les veines sont larges et dilatées. Les artères peu visibles.

Le 31. Ce matin, l'enfant est parfaitement éveillée, elle répond fort bien aux questions, mais toujours de ce ton sec, dit plus haut ; elle répond d'une façon très intelligente, la figure est *transformée* depuis hier, et n'était la rougeur localisée aux pommettes, le visage serait tout à fait naturel.

T., 37,5 ; P., 104, régulier. — Huile de ricin, 15 grammes.

1er juin. P. 136 ; T., 36,8. Hier deux selles, le ventre est toujours fort excavé, mais l'enfant bien éveillée, va tout à fait bien et demande des aliments. — P., 36,7.

Le 3. La rémission s'accuse de plus en plus, la connaissance est revenue complète ; cependant, en observant attentivement, on note une certaine lenteur dans les réponses, et, de temps à autre, un air ahuri. — Même état des yeux, examinés à l'ophthalmoscope.

Le 5. On remarque, en voulant faire asseoir l'enfant pour l'ausculter, qu'il existe une raideur des muscles, de la nuque et du tronc, telle que l'enfant est raide comme une barre de fer. — Aussi, ne peut-elle s'asseoir dans son lit, malgré nos exhortations et son bon vouloir, elle retombe tout d'une pièce, après s'être soulevée de quelques centimètres seulement, et cela, encore, en s'aidant de ses mains. Les membres inférieurs remuent sur le lit, mais ne peuvent porter le corps. Si on met l'enfant par terre elle ne se soutient pas. Ses jambes fléchissent. La sensibilité tactile et réflexe est conservée.

D'autre part, la langue est redevenue naturelle, le ventre est *normal*. Pas de constipation, ni de vomissements. Bon appétit. – Peut-être, y a-t-il encore quelques irrégularités du pouls.— Même état des yeux à l'ophthalmoscope.

Potion : *iodure de potassium*, 1 gramme.

Le 6. La raideur cervicale est toujours la même, ainsi que la faiblesse des jambes, mais la somnolence a disparu. — L'enfant a repris son intelligence et joue sur son lit avec ses poupées. — *Même prescription.*

Cet état de paraplégie persistant, il est décidé qu'on appliquera quelques pointes de feu sur le rachis. — M. Bouchut fait, en effet, le long de la colonne vertébrale, une dizaine de pointes de feu légères, au moyen d'un crayon de fusain (charbon de bois) en ignition. — L'enfant se plaint modérément, quoique sa sensibilité explorée à diverses reprises soit conservée. — Seule la sensibilité réflexe (chatouillement plantaire) est amoindrie.

Le 19. L'enfant a été prise, hier au soir, de vomissements. Le P., 116, avec une *inégalité d'ampleur* très manifeste. — Il existe une paraplégie complète du mouvement et amoindrissement de la sensibilité réflexe.

Le 21. *Nouvelle application de pointes de feu sur le rachis.*

Le 24. Les vomissements alimentaires se sont montrés de nouveau et ce matin l'enfant est d'une pâleur considérable, à part cela, elle est très éveillée, mange assez bien.— *Même état des yeux à l'ophthalmoscope.*

7 juillet. Hier ont eu lieu *trois convulsions* des membres avec perte de connaissance, rotation des yeux et nystagmus. Depuis trois jours, des vomissements succédant à chaque repas. — Pouls régulier (80).

L'enfant est très abattue et l'intelligence très amoindrie.

L'aspect est celui de la stupeur, la face est immobile. Les yeux atones, la face se colore, de temps à autre, de plaques rouges congestives.

Le 8. L'état s'est un peu amélioré, les convulsions ne se sont pas reproduites. L'intelligence est plus nette, elle reconnaît assez bien les assistants et recommence à causer.

Le 20. La rémission des accidents est complète. L'intelligence est revenue.— Les digestions sont bonnes.— L'appareil nerveux fonctionne bien, seule la paraplégie persiste et elle est complète.

Le 22. L'enfant se plaint de douleur au niveau du sacrum, où existe une rougeur livide. Une eschare est imminente.

Le 25. L'eschare sacrée est constituée; elle est de la largeur de dix centimètres. — *Pansement au coaltar.*

Le 26. L'eschare s'étend avec rapidité, et elle a augmenté depuis hier de 2 à 3 centimètres.

Le 30. L'ulcération s'étend jusqu'aux ischions, la fesse est convertie en une grande plaie, où l'on aperçoit les vertèbres sacrées. L'amaigrissement fait des progrès rapides. — L'état est véritablement squelettique.

Malgré cela, l'intelligence est entière. — Il n'y a de paralysie que dans les membres inférieurs. L'appétit est nul.

A l'ophthalmoscope on constate que la névro-rétinite a disparu. Le fond de l'œil est à peu près normal.

5 août. Le grand trochanter s'est ulcéré, les eschares sont effroyables, on voit la capsule articulaire coxo-fémorale; quant à la région sacrée, elle est convertie en une vaste ulcération, ayant dénudé toute la région.

Le 20. C'est dans cet état que l'enfant a été prise, hier, d'un état semi-comateux, avec pâleur cadavérique, mais sans symptômes méningés, et la mort, qui arrive le 29 août, n'a été précédée par aucun phénomène de convulsions, ni de contracture, elle a été le fait d'une adynamie profonde qu'expliquent suffisamment les désordres décrits plus haut.

Autopsie. — Les os du crâne ne sont qu'imparfaitement soudés.

Méninges. — Adhérences de la dure-mère au niveau du lobe frontal droit.

Caillots noirâtres non fibrineux dans le sinus longitudinal supérieur.

Pas de congestion des vaisseaux de la pie-mère, mais une légère suffusion séreuse.

Au moment où l'on enlève le cerveau, il s'écoule en abondance du liquide clair, limpide comme de l'eau de roche, en très grande quantité, évaluée à 500 grammes environ.

Pas traces de tubercules miliaires à la convexité ni à la base.

Les ventricules latéraux sont énormément dilatés, ils offrent plus de trois fois leur capacité normale, aussi la substance cérébrale qui les limite est-elle réduite à 1 centimètre au plus.

A la partie *inferieure du cervelet* existe une masse tuberculeuse blanchâtre rénitente, large comme une pièce de 5 francs en argent. Lisse et unie à sa surface, elle forme un relief assez considérable à la surface des circonvolutions.

A l'ouverture du *canal médullaire*, on ne note aucune congestion ni adhérence des méninges. La *moelle* est de consistance molle, et offre sur toute sa longueur plusieurs masses de différentes grosseurs et d'un aspect grisâtre.

Une petite masse tuberculeuse, de la grosseur d'une olive, siège au niveau du renflement cervical, sa direction est verticale et présente environ 15 millimètres de long sur 10 millimètres de large. Elle fait saillie à la partie antérieure.

A 3 centimètres au-dessous d'elle est située une autre masse tuberculeuse plus petite.

Enfin, au niveau du renflement lombaire, existe une masse volumineuse semblable aux précédentes, surmontée elle-même de deux tumeurs plus petite. Enfin on en trouve disséminées en divers endroits, ayant une coloration blanchâtre.

La grosse masse lombaire offre une coloration d'un gris jaunâtre, lisse et unie. Elle a au moins 3 centimètres de long.

Toutes ces saillies sont dures, à l'exception de deux petites éminences qui surmontent la grosse masse lombaire; seules elles présentent une consistance molle et pulpeuse.

Rien aux poumons ni à la rate.

L'intestin n'a pas d'ulcération et présente seulement une pâleur anémique remarquable.

Voici maintenant les résultats histologiques de l'autopsie, par Schulze d'Heidelberg.

L'examen précis des néoplasmes m'a permis de reconnaître avant tout, en ce qui concerne le siège, qu'il existait dans la pie-mère de la *moelle dorsale* en son tiers moyen une petite tumeur à peu près de la grosseur d'un pois et assez dure sans que l'organe central eût pris part à l'altération en cet endroit. Tumeur plus grosse de même consistance dans la pie-mère du tiers supérieur de la moelle dorsale contre le cordon latéral gauche et les cordons postérieurs, haute d'un centimètre et demi et de cinq millimètres d'épaisseur. La moelle à ce niveau est elle-même le siège d'un néoplasme de consistance plus molle que celle de la méninge qui occupe les cordons postérieurs jusqu'à la commissure postérieure et la plus grande partie du cordon latéral gauche ; il a tellement déformé l'organe central que toute la substance grise et avec elle la substance blanche du côté droit paraît fortement repoussée en avant et à droite.

L'altération analogue du *renflement lombaire* est avancée et beaucoup plus étendue. A la moitié postérieure de la circonférence de celui-ci siège dans la pie-mère une tumeur ferme ayant les dimensions notées supra, qui dans son plus grand diamètre mesure 5 mill.; recouverte par l'arachnoïde elle comprend dans son épaisseur les racines nerveuses. Une section transversale démontre le brusque soulèvement de la pie-mère en passant sur cette masse néoplasique ; elle se limite d'ailleurs assez aisément du produit morbide que l'on observe dans la moelle à ce niveau intégralement dans les cordons postérieurs. Cette portion intraspinale de la tumeur est généralement très molle presque dans toute la hauteur du renflement lombaire ; telle est son étendue que le diamètre transversal (sa forme est à peu près sphérique) comporte environ un centimètre

Le néoplasme pie-mérien décroît d'abord considérablement dans le *voisinage du conus terminalis* ; en effet, au tiers inférieur du renflement lombaire il n'existe plus qu'un léger épaississement de la coupe postérieur de la méninge mesurant environ un millimètre, tandis que la tumeur médullaire se continue plus bas englobant dans son expansion les parties centrales des cordons postérieurs et confine d'une manière générale directement à la production de la pie-mère. Ce n'est que dans les segments inférieurs que l'on retrouve entre la première et celle-ci un reste de substance nerveuse saine, à l'inverse de ce qui a lieu pour les deux tiers supérieurs du renflement lombaire et pour la région dorsale où le néoplasme est immédiatement limité par la méninge possédant, du moins dans la région dorsale, sur cette face limitrophe, sa plus grande dimension.

Dans le *conus terminalis* lui-même, d'ailleurs quelque peu contus, on ne rencontre aucune autre lésion, la tumeur médullaire s'est assez promptement effilée pour y faire absolument défaut.

Le *cervelet* enfin présente également une tumeur de la pie-mère dont la localisation ou la topographie par rapport aux régions de l'organe ne saurait être déterminée avec précision, car le morceau que nous en avons et qui a subi le durcissement est trop petit pour se prêter à cette étude. Le diamètre de ce néoplasme comporte au maximum 0,007 ; de plus, la substance de l'organe se trouve atteinte tant à la périphérie qu'au centre par le produit morbide qui a détruit les éléments nerveux dans toutes les directions, ainsi que le démontre l'examen superficiel des anneaux cérébelleux comprimés et même totalement aplatis. La section confirme cet examen et révèle dans l'épaisseur du cervelet une masse molle mesurant au plus 0,007 à 0,008 de diamètre.

L'*histologie* a fourni les résultats suivants :

Les tumeurs de la pie-mère, quelque différentes que fussent les régions où elles s'étaient développées, ont une structure absolument uniforme; elles sont constituées par un réseau de cellules à direction allongée qui, accolées les uns aux autres en rangs pressés sous forme de tractus, englobent dans les mailles qu'elles limitent une masse compacte de cellules rondes à gros noyaux ayant à peu près le diamètre des cellules de la couche granuleuse du cervelet.

Les racines nerveuses sont pour la plupart entièrement intactes; quelques-unes cependant sont parsemées des cellules rondes mentionnées, dont l'accumulation s'est faite dans les grandes traînées conjonctives qui parcourent les faisceaux nerveux.

En divers endroits les néoplasmes contiennent un tissu conjonctif parvenu à maturité, doué de tous les attributs du tissu connectif ordinaire de la pie-mère, mais présentant comme anomalie l'exagération de quantité.

La substance néoplasique, tant dans la moelle que dans le cervelet, se compose de cellules rondes dont les caractères et la grosseur sont identiques à ceux des tumeurs pie-mériennes Ces cellules, comprimées les unes contre les autres, ne permettent de reconnaître qu'en quelques endroits un semis de fines granulations et aussi de fines fibrilles qui les écartent; on ne peut y constater de traînées de cellules allongées. C'est là un aspect semblable à celui du *gliosarcome;* la richesse vasculaire n'est pas considérable; en aucun point les éléments néoplasiques ne se sont désagrégés; nulle trace de caséification, de dégénérescence graisseuse, de transformation colloïde, etc.

La petite tumeur de la moelle dorsale et de sa pie-mère offre cette particularité. Exactement comme dans maintes méningites tuberculeuses à prolifération cellulaire modérée, les cellules rondes de la méninge infiltrée gagnent ses tractus spéciaux, de sorte que l'on observe les éléments de l'hypergenèse à la périphérie de la moelle et plus ou moins avant dans la substance nerveuse. Les gros néoplasmes ne permettent pas de constater cette disposition aussi nettement, parce que la prolifération cellulaire de la moelle ou du cervelet est alors devenue trop prononcée. Mais dans tous les cas on remarque, tout contre les productions hyperplasiques de la pie-mère, des éléments de même ordre, médullaires ou cérébelleux, à l'exception du segment le plus inférieur de la tumeur lombaire; *où cesse l'épaississement de la meninge cesse aussi régulièrement la néoformation dans la substance nerveuse adjacente.* Ce n'est pas la couche granuleuse de l'écorce du cervelet que l'observation permet de considérer comme la source originelle des tumeurs cérébelleuses; on ne trouve pas qu'aux points de transition des régions corticales saines et malades la couche granuleuse se confonde graduellement et directement avec des éléments du néoplasme.

De cette description il ressort clairement qu'il s'agit d'un *sarcome multiple.* Les tubercules ne sauraient être mis en avant, car nulle part il ne se présenta de processus de caséification, nulle part on ne put constater de cellules géantes; partout enfin la structure des tumeurs de la pie-mère différait totalement de celle des tubercules. Il n'était pas plus permis de penser aux syphilomes.

Ici doivent se poser plusieurs questions. Faut-il faire rentrer les tumeurs trouvées dans le groupe des gliosarcomes ou non? Quelles sont les relations de chacune de ces tumeurs les unes avec les autres? L'une d'elles (primitive) n'a-t-elle pas déterminé la genèse des autres (secondaires)? Faut-il rejeter d'une manière générale l'idée des métastases?

Voici, comme l'on sait, d'ordinaire les rapports qui existent entre les sarcomes de la pie-mère et les organes centraux du système nerveux. Le cerveau ou la moelle sont comprimés, atrophiés, ramollis par la tumeur, sans qu'il se produise de prolifération cellulaire identique dans le tissu nerveux lui-même. De même, les sarcomes ou plutôt les gliosarcomes et les gliômes, nés à l'intérieur de la substance cérébrale ou médullaire, se confinent dans les organes centraux sans se propager aux enveloppes, et surtout sans atteindre la pie-mère.

Il n'y a que les gliomes primitifs de la rétine, dont la structure histologique concorde essentiellement avec celle de la portion des tumeurs dont il s'agit, siégeant dans la substance nerveuse, qui fassent exception à cette règle et encore en des cas très rares. Ainsi, il existe une observation de J. Arnold, d'Heidelberg, et de Recklinghausen (communiquée par Knapp, — des tumeurs intraoculaires — et par Hirschberg, — cancer médullaire de la rétine) décrivant un gliôme rétinien primitif accompagné de tumeurs multiples métastatiques, et dans les divers départements du cerveau et de la moelle, et dans la pie-mère de ces organes.

Notre cas pourrait donc nous donner à penser que, de même que le gliôme rétinien est issu des couches granuleuses de cette membrane, la couche granuleuse du cervelet aurait été l'origine du néoplasme et que, consécutivement, se seraient développées les autres tumeurs par métastase. Mais alors la plupart des productions ultérieures devraient occuper la subsance nerveuse et non la pie-mère, conformément à l'évolution métastatique issue du gliôme rétinien ; et, au surplus, leur aspect miccroscopique ne prête pas un appui suffisant à cette opinion, la néoplasie conjonctive observée dans les tumeurs pie-mériennes modifiant leur texture, tandis que les néoplasmes d'ordre métastatique ont coutume de reproduire uniquement la structure du produit morbide primitif. Si l'on ajoute que nous avons noté une tumeur isolée de la pie-mère, constatation qui n'a pu être faite pour la substance nerveuse, et qu'en outre, au terme de nos connaissances sur l'accroissement des sarcomes, il faut attribuer aux tumeurs dures parsemées de tissu connectif de la pie-mère une évolution plus lente qu'aux tumeurs molles de la substance nerveuse ; si l'on réfléchit enfin que, bien évidemment, il y a eu ici une pénétration des éléments cellulaires des néoplasmes pie-mériens jusque dans les districts cérébelleux et médullaires immédiatement contigus, il s'ensuit que les *tumeurs de la pie-mère doivent être considérées comme primitives.*

Laquelle d'entre elles s'est développée la première ? Les deux grosses tumeurs des régions du cervelet et de la moelle lombaire se sont-elles fermées simultanément en tant que lésions primitives pour être plus tard suivies des autres ? Voilà des problèmes qu'on ne saurait résoudre avec certitude. Les symptômes cliniques se rapportaient, il est vrai, au début, simplement à l'existence de la tumeur du cervelet, mais il se pourrait parfaitement que le néoplasme très étendu de la portion lombaire de la moelle fût demeurée la seule auparavant pendant un certain temps ; de sorte que la série des phénomènes symptomatiques ne fournit aucune conclusion certaine.

En conséquence, si les tumeurs de la pie-mère, dont les caractères micrographiques sont ceux du sarcome à cellules rondes, modérément riche en tissu conjonctif, doivent être considérées comme primitives, il nous paraît plus à propos de désigner l'ensemble de la néoplasie sous la dénomination de « sarcome à cellules rondes » ou tout bonnement de sarcome, bien que les néoplasmes de la substance nerveuse considérés individuellement fussent l'impression du gliosarcome. Ce serait s'écarter du langage usuel adopté jusqu'alors que de désigner un sarcome primitif de la pie-mère sous le nom de gliosarcome, quoique d'autre part on puisse prétendre que, d'une manière générale ou constante, le gliosarcome ordinaire provient du système conjonctif de l'appareil nerveux, système sans nul doute en connexion avec la pie-mère, et que ce n'est en quelque sorte que par habitude qu'il demeure limité aux organes nerveux. Si maintenant, bien que par exception, la tumeur venait à se propager à la pie-mère, il n'y aurait plus de raison pour rejeter la dénomination de gliosarcome. Voici seulement ce qui s'y oppose pour le cas présent : d'après les analyses que nous avons exposées plus haut, la pie-mère doit être considérée comme le siège primitif des néoplasmes ; la propagation d'un gliosarcome intracérébral et intraspinal à la pie-mère n'a pas encore jusqu'à ce jour été observée.

Assurément il est assez remarquable que, eu égard au rapport intime que la pie-mère affecte avec la substance nerveuse dans laquelle pénètrent ses prolongements conjonctifs, on n'*ait pas vu plus fréquemment de tumeurs sarcomateuses dans les deux systèmes.* La bibliographie ne m'a pas fourni un seul cas de ce genre. *Ce fait est le seul connu.*

Toutes les tentatives faites pour établir un diagnostic différentiel entre les tumeurs méningées et médullaires se sont toujours basées sur l'opinion que toute tumeur sarcomateuse se montre isolément soit dans les membranes soit dans la substance nerveuse. Les néoplasmes pouvant occuper à la fois les deux sortes de tissus, ainsi que le démontre notre observation, le diagnostic doit jusqu'à nouvel ordre en ressentir de profondes atteintes et se trouver désarmé.

Il importe encore d'ajouter, en ce qui concerne la moelle, qu'à la périphérie des tumeurs qui occupent essentiellement les cordons passés dans les régions lombaires et dorsales et moins les cordons latéraux, on rencontre partiellement des signes de dégénérescence affirmée. Il me paraît superflu d'entrer en des détails histologiques à cet égard ; contentons-nous d'indiquer que dans la plupart des endroits la néoplasie, loin de se limiter brutalement à des segments de moelle restant et d'ailleurs déplacés de leur situation normale, se prolonge, surtout là où son développement est le plus faible, le long des tractus conjonctifs plus volumineux d'une manière irrégulière entre les fibres nerveuses ; il semble en quelque sorte qu'il y ait simplement une anomalie dans l'étendue des cloisons.

Les symptômes spinaux déterminés par les tumeurs s'expliquent suffisamment par le siège de ces néoplasmes et la compression évidente de la moelle dans les régions dorsales et lombaires. On ne constate pas d'ailleurs de dégénérescences secondaires nettes.

Le peu de douleur malgré l'envahissement d'un grand nombre de racines postérieures par la tumeur mérite d'être remarqué ; il est vrai que la plupart d'entre elles étaient demeurées indemnes. Toutefois l'on a coutume de différencier les tumeurs méningées de celles de la moelle par l'existence de fortes douleurs se rattachant à des lésions méningées ; *ces douleurs n'ont donc rien de pathognomonique.*

L'examen de la rétine pratiqué par le Dr Kuhnt fut négatif ; absence de néoplasme dans cette membrane ; ni papillite ni rétinite anatomiquement perceptibles ; on se rappelle d'ailleurs que l'examen ophthalmoscopique n'en avait découvert les signes que temporairement.

S'est-il produit dans le cours de la maladie une inflammation de la papille histologiquement démontrable, ou ne s'est-il développé qu'un étranglement de cette région (Stammgspapille) temporaire en rapport avec les phénomènes de compression cérébrale qui existèrent pendant un temps, étranglement ayant rétrocédé quand décroissaient ceux-ci, je ne sais. Cette dernière opinion me paraît en réalité plus vraisemblable.

Quoi qu'il en soit avec ces tumeurs sarcomateuses du cervelet et de la moelle accompagnées d'un épanchement ventriculaire considérable, il y a eu gonflement œdémateux de la papille avec exsudat péripapillaire et stases veineuses de la rétine permettant d'affirmer l'existence d'une maladie organique du système nerveux, comprimant les veines du cerveau.

C'est là une forme du premier degré du processus inflammatoire qui conduit aux formations conjonctives et scléreuses ultérieures, lorsque la maladie cérébro-spinale se prolonge pendant longtemps.

Les faits de cette nature sont très rares et peu connus ; si l'on n'avait pas fait l'étude histologique des lésions trouvées à l'autopsie, on aurait pu croire que l'enfant succombait à des tubercules du cerveau et de la moelle épinière, tant l'apparence des tumeurs observées était trompeuse. Mais l'examen microscopique a révélé qu'il s'agissait de sarcomes de la substance nerveuse et c'est là ce qu'il y a de curieux dans cette observation.

Lorsque l'enfant est entrée dans le service de M. Bouchut, la somnolence, les gémissements, les rougeurs de la face, la perte d'intelligence, la résolution des membres. les intermittences du pouls, la basse température à 36,4, et la névro-rétinite me firent penser à une méningite tuberculeuse, mais le retour de l'intelligence et la paraplégie spinale me firent croire qu'il y avait méningite cérébro-spinale avec tubercules du cerveau. L'autopsie a justifié ce diagnostic comme on vient de le voir dans cette observation.

APPRÉCIATION DES FAITS.

Comme on peut s'en rendre compte, si on veut juger de la fréquence des altérations du fond de l'œil dans la méningite tuberculeuse, sur quatorze observations j'ai constaté treize fois de véritables lésions de la papille, de la rétine et de la choroïde; une seule fois le fond de l'œil est resté presque normal, sauf un peu de congestion papillaire. C'est là, d'après M. Bouchut, la proportion habituelle. L'absence des lésions du fond de l'œil dans la méningite est une exception.

Dans un certain nombre de cas, la névro-rétinite existe avant l'apparition des symptômes caractéristiques de la méningite et dans quelques cas de granulie simulant la fièvre typhoïde, l'examen ophthalmoscopique permet de faire un diagnostic certain.

Chez la plupart des enfants les phénomènes intra-oculaires se développent parallèlement et simultanément avec les autres symptômes de la méningite, et on les voit s'accuser chaque jour davantage à mesure que la maladie marche à un dénouement mortel.

Enfin, là où le médecin trouve une méningite sans lésion intra-oculaires, il arrive quelquefois que ces lésions qu'on ne rencontre pas au début, sont tardives et se développent un peu plus tard, dans le cours de la troisième période; ce qui dépend de l'épanchement tardif sous-arachnoïdien ou ventriculaire.

Après avoir montré et signalé les apparences ophthalmoscopiques des lésions de la rétine, de la choroïde et du nerf optique dans la méningite, je vais indiquer les résultats que donne l'étude de ces lésions sur le cadavre et avec le microscope.

ANATOMIE PATHOLOGIQUE ET HISTOLOGIQUE DES LÉSIONS DU FOND DE L'ŒIL DANS LA MÉNINGITE.

Nerf optique.

Le nerf optique et sa papille présentent des lésions variables dans la méningite tuberculeuse, selon que la maladie, ayant un début soudain, est de courte durée, dix-huit à vingt jours, ou bien qu'elle éclate chez un sujet cachectique, depuis longtemps étiolé, ayant une tuberculose viscérale, ganglionnaire, ou osseuse chronique.

Ces lésions doivent être étudiées :

1° Dans la gaine du nerf;

2° Dans la papille et le tissu du nerf optique.

Gaine du nerf optique. — Elle présente toujours au-dessous de la sclérotique un petit renflement dû à la présence d'une gouttelette de sérosité qui s'étend à l'intérieur de l'œil entre la choroïde et la rétine, et se prolonge en arrière sur le trajet du nerf dans sa gaine. C'est l'altération décrite par Schwalbe comme particulière à la méningite tuberculeuse, et qui résulterait du passage de la sérosité sous-arachnoïdienne dans la gaine et dans l'œil. Mais, comme nous l'avons dit, ce renflement de la gaine du nerf optique sous la sclérotique se trouve chez un grand nombre d'enfants morts de toute autre maladie que la méningite.

Nerf optique. — Dans le cours de la méningite tuberculeuse, il se fait une lésion du nerf optique et de la papille, qui caractérise la névro-rétinite, et qu'on retrouve à l'autopsie quand la maladie a duré de quinze à vingt-cinq jours. Cette névro-rétinite est l'altération du début.

La papille renflée a la forme d'un bouton percé au centre; les fibres du nerf optique sont élargies, dissociées, et dans l'intervalle des faisceaux on voit des foyers plus ou moins abondants d'éléments nucléaires et des vésicules d'œdème avec des leucocytes en quantité variable

A une période plus avancée de la lésion, comme aussi, par exemple, dans les névrites occasionnées par des tumeurs cérébrales tuberculeuses ou autres, les faisceaux nerveux de la papille sont plus élargis, plus écartés, et sont dissociés, par les vésicules d'œdème, qui deviennent plus rares au passage du nerf optique dans la lame criblée. Ces vésicules sont des cellules de la névroglie, remplies d'un liquide séreux sorti des vaisseaux. On voit en outre un grand nombre de petits vaisseaux très développés et gorgés de sang, qui jouent un rôle considérable dans les troubles nutritifs de la papille. Plus tard les fibres du nerf optique se renflent et deviennent granulo-graisseuses. C'est là l'origine de l'atrophie blanche nacrée papillaire.

Au-dessous de la lame criblée, les faisceaux du nerf optique sont également dissociés; les éléments miliaires n'y sont pas plus considérables qu'à l'état normal, mais la névroglie épaissie resserre les fibres nerveuses et renferme un assez grand nombre de noyaux qui envahissent parfois les faisceaux nerveux.

Dans plusieurs cas nous avons trouvé au centre des faisceaux nerveux et sur les fibres du nerf optique au-dessous de la sclérotique des granulations qui n'ont encore été décrites par aucun observateur. Elles sont représentées, figure 12. Nous ne les avons encore trouvées que chez des sujets tuberculeux, entre autres sur le nerf d'un supplicié (le nommé Menesclou), dont les poumons étaient tuberculeux et le cerveau affecté de méningo-encéphalite. Ces granulations ressemblent à des granulations tuberculeuses et n'en sont pas. Elles sont formées d'éléments moléculaires d'une ténuité excessive et n'ont pas de caractères déterminés. Traitées par la teinture d'iode diluée, elles ont paru se teinter en violet, ce qui nous a conduit à penser qu'elles étaient de nature amyloïde. Mais ce n'est peut-être là qu'une hypothèse demandant à être vérifiée par de nouvelles observations.

Dans quelques cas, lorsque la méningite tuberculeuse éclate chez des enfants ayant depuis longtemps une tumeur cérébrale ou une carie tuberculeuse du rocher, le nerf optique dont la nutrition a souffert, présente un certain degré d'atrophie papillaire, due à l'infiltration granulo-graisseuse des faisceaux nerveux rétiniens. Ce n'est que dans les cas de tumeur cérébrale ancienne, de sclérose cérébrale, ou d'hydrocéphalie chronique, qu'il se fait une atrophie plus ou moins complète du nerf optique en arrière de la sclérotique et dans le crâne jusqu'aux origines du nerf.

Alors les tubes nerveux paraissent très minces, fortement granuleux, ou infiltrés de graisse ; et dans les interstices très élargis se trouve une hypertrophie de tissu conjonctif granuleux plus ou moins considérable qui étouffe les éléments nerveux.

C'est ce qu'on voit bien sur les coupes longitudinales et encore mieux sur les coupes perpendiculaires.

Dans une sclérose cérébrale nous avons trouvé les altérations suivantes :

(La pièce a été durcie par l'alcool et la gomme picriquée, puis par l'alcool à 40°. Coloration par le picro-carminate d'ammoniaque).

A. — Coupes transversales du nerf optique près du chiasma. Grossissement faible.

Le nerf optique a ses dimensions normales. La gaine conjonctive qui l'enveloppe n'offre aucune altération notable. Elle est formée d'un tissu conjonctif serré, présentant çà et là de petits espaces vasculaires.

Le tissu du nerf est notablement altéré. Dans le champ du microscope, on voit que tous les tubes sont réunis par groupes isolés les uns des autres par du tissu conjonctif dont les travées ont un volume sensiblement supérieur à celui de l'état normal. Ces travées partent de la gaine d'enveloppe, séparent les groupes de tubes et offrent de nombreux noyaux allongés. A ce grossissement, les groupes sont très écartés ; ils ont une teinte jaunâtre et présentent un nombre considérable de grosses granulations graisseuses très réfringentes.

A un grossissement plus fort, 250 D.

Les altérations des tubes nerveux sont manifestes. Les groupes isolés par le tissu normal du névrilème offrent un aspect uniformément granuleux, d'une teinte jaune pâle. Au milieu, se voient des noyaux colorés en rose qui appartiennent au tissu conjonctif du névrilème, et qu'en certains points on voit en continuité de tissu avec les éléments conjonctifs qui isolent les groupes des tubes.

Les tubes nerveux ont presque tout à fait disparu et sont remplacés par un aspect uniformément granuleux. Au milieu du nerf se voient des masses graisseuses, très réfringentes et d'un volume considérable.

Sur les coupes traitées par l'acide osmique, la coloration noire est très franche sur les grosses masses graisseuses. Le reste de la coupe prend plutôt une teinte grisâtre plus ou moins foncée par points.

B. — Coupes longitudinales du nerf optique et de la papille.

La saillie de la papille paraît avoir ses dimensions normales.

Le nerf nous présente les mêmes lésions que nous avons décrites plus haut. On aperçoit les groupements en faisceaux des tubes nerveux, mais plus isolés qu'à l'état normal par la prolifération des éléments conjonctifs du névrilème. On constate la dégénérescence granulo-graisseuse des tubes, et il est impossible de retrouver des traces de leur structure normale dans une grande étendue de la coupe.

Au milieu se trouvent ces mêmes granulations réfringentes de nature graisseuse. On remarque qu'elles disparaissent complètement avant l'entrée du nerf dans la sclérotique.

Au niveau de la papille, il est possible de retrouver quelques tubes intacts, mais ils sont rares. On y distingue de plus un développement anormal de la travée conjonctive qui soutient normalement les éléments nerveux.

Les coupes portant sur l'artère centrale du nerf optique montrent qu'elle n'est pas altérée.

Rétine.

Les altérations de la rétine sont très difficiles à constater; dans les autopsies, on ne peut les étudier que vingt-quatre ou trente-six heures après le décès, et on sait avec quelle rapidité s'altèrent les élements de cette membrane.

Ce qu'on peut voir d'une façon constante, c'est l'infiltration séreuse de cette membrane qui est boursouflée autour de la papille, ce qui rend cette partie moins distincte et moins nette que sur un œil sain. A ce niveau, comme l'a décrit Ordonez, les différents éléments de la rétine, surtout les cellules nerveuses, sont remplis de granulations moléculaires foncées, mais ces éléments ne présentent aucune autre altération; chez quelques sujets, la couche des myélocytes contient beaucoup de ces éléments d'un volume double ou triple du volume normal, presque transparents, parfaitement sphériques.

Les veines rétiniennes sont souvent dilatées, très flexueuses, avec des coagulums sanguins à l'intérieur; leurs parois sont altérées, plus ou moins granuleuses. On rencontre souvent de petits foyers hémorrhagiques dus à la rupture des capillaires. Ces foyers forment çà et là de petits anévrysmes faux primitifs des veines ou de petites hémorrhagies rétiniennes, qui, chez quelques malades, peuvent être très considérables.

Enfin, dans un assez grand nombre de cas, il y a des granulations rétiniennes blanches miliaires qu'on pourrait prendre pour des tubercules. Nous en avons vu un cas cette année (observations VIII et XVII) et dans un travail antérieur. MM. Ordonez et Bouchut en ont publié trois cas (1).

Ces granulations, qui parfois sont visibles à l'ophthalmoscope et d'autres fois ne se découvrent qu'à l'examen microscopique, ont un diamètre de 1 à 3 millimètres.

Elles sont formées de granulations moléculaires, de myélocytes altérés et de graisse. C'est une sorte de régression des éléments de la rétine. Leur structure histologique a été dessinée par M. Ordonez et se trouve dans l'atlas d'ophthalmoscopie médicale de M. Bouchut (page 38).

Choroïde.

Dans la méningite tuberculeuse, les altérations histologiques de la choroïde sont toujours très marquées et représentent bien l'état de la dénutrition scrofuleuse ou tuberculeuse des tissus et de leurs éléments.

On y trouve l'atrophie cellulaire et la tuberculose.

L'atrophie porte surtout sur les cellules de la couche pigmentaire. Le pigment disparait en partie ou en totalité et donne lieu pendant la vie à une apparence sablée blanchâtre, qu'on appelle atrophie pointillée de la choroïde. C'est une lé-

(1) *Gazette Médicale*, 1867.

sion très commune chez les scrofuleux et les tuberculeux.

On observe parfois une dépigmentation complète de presque toute la choroïde dont la couche pigmentaire a disparu et la couche externe ou *lamina fusca* se trouve réduite à une membrane hyaline, à un peu de tissu fibrillaire, aux vaisseaux, aux nerfs et à quelques cellules étoilées presque entièrement dépigmentées. Habituellement la dépigmentation est partielle et bornée au voisinage de la papille. Mais dans les cas de tuberculose choroïdienne, c'est autour de la granulation tuberculeuse que s'observe cette dépigmentation.

Dans un cas étudié par Bouchut et Ordonez (1), la choroïde renfermait 7 granulations, et à mesure qu'on examinait les parties périphériques de ces granulations, il était facile de s'assurer qu'elles étaient entourées de cellules polygonales de la couche interne de la choroïde, sans pigment, à l'état de dégénérescence graisseuse. Toutes les cellules pigmentaires de la circonférence offraient les différents degrés de cette altération graisseuse et on pouvait suivre pas à pas les différentes transformations subies par ces éléments anatomiques. Un dessin représentant cette altération a été publié dans l'*Atlas d'ophthalmoscopie médicale* de M. Bouchut.

Les tubercules de la choroïde sont la lésion importante de l'œil des tuberculeux. Ils ont été vus à l'opthalmoscope pour la première fois en 1866 par MM. Bouchut et Ordonez (*Gazette médicale*, 1867). Ils se présentent sous forme de granulations blanchâtres tantôt à peine visibles à l'ophthalmoscope, tantôt ayant l'apparence d'une tête d'épingle ou d'une lentille et quelquefois davantage. (Planche II, figure 8.) Ils offrent parfois un certain relief, ce qui les fait paraître plus blancs au centre, et dans quelques cas ils sont entourés d'une

(1) Voir Tubercules de la rétine et de la choroïde, par E. Bouchut. J.-B. Baillère, 1869.

zone rougeâtre d'hyperhémie (planche II, figure 7). Ils sont à la superficie ou dans l'épaisseur de la membrane. Ces tubercules ont été vus par tous les médecins compétents de France et de l'étranger qui ont visité l'hôpital des Enfants-Malades. Leur étude est devenue facile ; et en 1868, ils ont été complètement analysés par MM. Bouchut et Cornil. Voici la note rédigée par l'un de ces observateurs :

Dans les deux choroïdes on trouve plusieurs granulations blanchâtres, fines, d'inégal volume, ayant au plus un millimètre de diamètre.

La choroïde ayant été isolée et étendue sur une lame de verre, les granulations blanches, semi-transparentes à l'œil nu, examinées au microscope à un grossisement de 40 diamètres, se présentaient comme des masses arrondies assez régulières à leur pourtour. Sur les plus volumineuses et les mieux développées, la partie centrale était complètement dépigmentée, et le bord seul se confondait insensiblement par sa couleur avec la choroïde. Une de ces granulations, naissante, très faible, à peine visible à l'œil nu, n'était pas tout à fait blanche et montrait encore des cellules de la choroïde, moins pigmentées, il est vrai que dans les portions voisines et normales de cette membrane. Dans aucun des points de ces granulations on ne voyait de vaisseaux, tandis que dans la choroïde voisine les vaisseaux étaient remplis de globules rouges. A ce faible grossissement, les granulations paraissent constituées par un amas globuleux d'éléments sphériques d'autant plus petits qu'on les examinait de la périphérie à la partie centrale. Le centre de la plus volumineuse de ces petites tumeurs était légèrement opaque.

La même préparation, rendue plus transparente par l'addition d'une goutte de glycérine et examinée à un grossissement de 200 diamètres, nous a montré les détails suivants :

A la périphérie des granulations on perdait la trace des

vaisseaux capillaires de la choroïde. Les cellules étoilées et pigmentées de cette membrane devenaient plus rares, et on trouvait quelques-unes de ces cellules sans pigment. En outre, une grande quantité de cellules embryonnaires sphériques, finement granulées et munies d'un noyau, se montraient suivant une disposition qui reproduisait celle des vaisseaux capillaires sanguins. Ces éléments mesuraient de 0,008 à 0,009.

Lorsque de la périphérie on avançait vers le centre de la granulation, on voyait ces éléments confluer, se toucher tous, séparés seulement par une matière amorphe, et s'atrophier de façon à ne mesurer que 0,006 ou 0,005. Dans cette zone, il n'y avait plus d'éléments pigmentés ni de cellules étoilées de la choroïde.

Au centre même des plus grosses granulations, les éléments atrophiés étaient pâles et contenaient quelques granulations graisseuses très fines.

Ces faits, constatés d'abord en examinant la choroïde étendue simplement sur une lame de verre, ont été corroborés par l'examen après dilacération de l'une ou de l'autre des granulations. Par ce procédé, nous avons pu apprécier la résistance que présentait le tubercule à la dissociation ; nous avons constaté la forme arrondie, les dimensions de ses éléments plus volumineux dans la zone périphérique qu'au centre, leur cohésion les uns avec les autres et l'existence de la matière unissante.

Par cet examen, nous avons pu nous assurer que les granulations tuberculeuses de la choroïde, ne différaient en rien de celles des autres organes, et que le mode d'agglomération et d'union des éléments, leur nature, leur tendance à s'atrophier et à devenir granuleux au centre des nodosités, la nature de la substance unissante, étaient les mêmes que dans le poumon et dans les séreuses. Là aussi les vaisseaux sont devenus imperméables au sang.

TROUBLES VISUELS DANS LA MÉNINGITE TUBERCULEUSE CHEZ LES ENFANTS.

Si dans certains cas de méningite tuberculeuse chez l'adulte, on a pu, en raison de leur développement intellectuel, apprécier les troubles d'accommodation et mesurer le champ visuel; cette étude est difficile ou impossible chez de jeunes enfants. Les essais que j'ai vu tenter à l'hôpital, même chez des sujets de 9 à 10 ans, n'ont donné aucun résultat certain. Toujours les réponses étaient contradictoires, de sorte que le dessin du champ visuel sur le tableau était différent à chaque épreuve. Chez les enfants atteints de méningite tuberculeuse, on peut donc considérer comme étant très incertaine l'appréciation des troubles visuels.

La seule manifestation appréciable est la diplopie; encore faut-il que les enfants aient atteint un certain âge.

Les essais de chromatopsie n'ont pas montré que les enfants aient perdu le sentiment des couleurs. Quant à l'appréciation des objets gros ou petits et des caractères d'imprimerie, — dans la première période, quelques enfants ont montré qu'ils conservaient la faculté de voir, de distinguer et de prendre un biscuit, un petit morceau de sucre, et de lire certaines lettres, — mais il m'a paru difficile d'en savoir davantage.

A une période plus avancée, la vision semble s'affaiblir, et quelques jours avant la mort elle disparaît, la brusque approche du doigt devant les yeux n'amène aucun clignotement des paupières.

PHYSIOLOGIE PATHOLOGIQUE.

Le mode de formation des altérations intra-oculaires varie avec la maladie qui les engendre. Néanmoins, en rapprochant les diverses études entreprises sur ce sujet, et les expériences faites sur les animaux, on peut distinguer quatre causes susceptibles de produire les lésions caractéristiques du fond de l'œil : — la cause *mécanique*, — la cause *inflammatoire*, — la cause résultant de *l'action réflexe du nerf grand sympathique*, — la cause provenant *d'une altération du sang*. Seules les deux premières jouent un rôle dans la méningite.

1° *Cause mécanique.* — Les veines méningées et les sinus caverneux qui reçoivent les veines ophthalmiques peuvent souvent présenter un obstacle au cours du sang qui reflue de l'œil, et ainsi amener la congestion du nerf optique et de la rétine, le gonflement papillaire, l'œdème péripapillaire, etc.

Les veines méningées et ophthalmiques sont souvent barrées par des thromboses. La même chose peut arriver pour les sinus caverneux. Néanmoins, dans la plupart des cas, le trouble de la circulation dans les sinus caverneux provient de la réplétion et de la stase due à la thrombose des autres sinus ou à une compression cérébrale par épanchement. Si un seul des sinus caverneux éprouve de la peine à se vider, c'est l'œil correspondant qui est affecté.

Tout ce qui comprime le cerveau, en dedans ou en dehors, hydrocéphalie aiguë ou chronique, thrombose des sinus, hémorrhagies cérébrales ou tumeurs des méninges et de la substance nerveuse, amène la rétention et la stase du sang veineux dans l'œil.

Cette stase veineuse peut être également le résultat d'une congestion cérébrale permanente, ainsi qu'il arrive parfois dans les maladies organiques du cœur.

Manz a contredit la corrélation des hyperhémies cérébrale et rétinienne. Il a rarement, dit-il, rencontré dans la méningite la rougeur diffuse de la papille, la dilatation tortueuse des veines de la rétine.

Néanmoins, l'expérience nous ayant convaincu maintes fois de l'existence des troubles circulatoires rétiniens dans la méningite, nous ne croyons pas devoir quitter notre opinion, et pensons même avoir raison.

A côté de cette cause mécanique circulatoire, nous devons en mentionner une seconde qui est la suffusion séreuse ou séro-purulente de l'espace sous-vaginal de la gaine du nerf optique, phénomène signalé par Schwalbe et Key. L'espace celluleux qui sépare les deux gaines du nerf optique communique avec l'espace sous-arachnoïdien. Or, quand celui-ci est gorgé de suffusion séreuse, le liquide descend dans la gaine du nerf optique de telle façon qu'il le comprime, et l'étrangle à son passage dans l'anneau de la sclérotique, d'où le nom de *papille étranglée*, employé en Allemagne. De là, il résulte que les veines rétiniennes se dilatent sur la rétine, deviennent variqueuses, produisent de l'œdème, ou même se déchirent en formant des hémorrhagies. Manz et Talko ont même rapporté des faits où ce n'était plus de la sérosité qui emplissait l'espace sous-vaginal, mais du sang.

2° *Cause inflammatoire.* — Parfois, comme dans les cas d'hémorrhagies cérébrales ou de tumeur avec encéphalite, il se fait un travail inflammatoire qui descend du cerveau ou des couches optiques, jusqu'à l'origine du nerf optique, passe au chiasma, et arrive à la papille et à la rétine. Alors le nerf optique, siège de l'inflammation, s'étrangle dans l'anneau sclérotical, tandis que la papille se gonfle, s'infiltre de sérosité et de globules sanguins et paraît blanchâtre, terne, grise, ou noirâtre à la circonférence. L'artère s'efface et les veines enflent et se déchirent pour former de petites hémorrhagies.

Ces deux causes, mécanique et inflammatoire, sont celles qui altèrent le fond de l'œil chez les méningitiques. Qu'on nous permette ici de contredire l'opinion de quelques auteurs. On a prétendu que la méningite basilaire était seule à produire la stase veineuse oculaire et la névro-rétinite. Gowers, auteur d'un traité d'ophthalmoscopie où se dénote plus de science ophthalmologique que d'expérience clinique médicale générale, écrit que l'action de la méningite sur l'œil est à peine appréciable quand la méningite occupe la convexité des hémisphères, et plus importante quand la méningite siège à la base.

Cela est une vue théorique séduisante pour l'esprit, mais contredite par l'expérience. Dans un mémoire publié en 1867, M. Bouchut a montré, par des observations suivies d'autopsie, que la méningite de la convexité engendre aussi bien la dilatation des veines rétiniennes que celle de la base.

Puisque nous traitons ici de la physiologie pathologique des altérations du fond de l'œil, nous sortirons un instant de notre sujet, la méningite, pour compléter entièrement le chapitre.

3° *Cause sympathique.* — Il est évident que les névrites et les névro-rétinites, dues aux maladies du rachis et de la moelle épinière, telles que la pachyméningite du mal de Pott, — la myélite aiguë et chronique, — l'ataxie locomotrice, — la chorée, — la sclérose des cordons antérieurs et les névroses spinales congestives, ne sauraient être expliquées par les causes mécaniques ou inflammatoires. Elles sont produites par l'irritation des origines spinales du nerf grand sympathique, irritation qui se traduit par une paralysie vaso-morice du nerf optique.

Des expériences de Claude Bernard ont démontré, en effet, le lien intime du grand sympathique et de l'œil.

Des névrites optiques se rattachant aux maladies de la moelle, comme celle de l'ataxie locomotrice, qui commence par l'hyperhémie pour aboutir à l'atrophie papillaire, nous rapprocherons celles qui sont consécutives aux altérations des nerfs périphériques et dont la cause est un peu moins bien établie. Tels sont les cas de plaie du sourcil déterminant une névrite ascendante de la branche sourcilière de la cinquième paire, suivie de névrite optique, d'atrophie papillaire et d'amaurose; les cas d'ophthalmie sympathique où les troubles d'un œil se propagent jusqu'à l'autre; les cas de la névrite du glosso-pharyngien dans la diphthérite tonsillaire et l'angine pharyngée, qui produisent la névrite optique, le strabisme, la paraplégie incomplète, la paralysie générale et la mort; les cas d'avulsion d'une dent canine produisant une névrite ascendante du nerf maxillaire supérieur et consécutivement une lésion du nerf optique; les cas, enfin, d'amputation qui déterminent une névrite du nerf coupé qui amène l'atrophie des cornes antérieures, et consécutivement une lésion dans le nerf optique.

Les expériences de M. Hayem sur les animaux ont établi l'existence des névrites ascendantes gagnant les centres nerveux. De là l'irritation se transmet, comme nous l'avons dit, au nerf optique.

4° *Causes diathésiques.* — Quelques maladies générales, les diathèses, et certains empoisonnements peuvent, on le sait, être suivis d'altération du fond de l'œil. Le cerveau partage, avec le reste de l'organisme, les effets du processus pathologique. Ici, deux cas peuvent se présenter. Ou bien, comme dans le nicotisme, l'intoxication suite d'inhalations fréquentes de chloroforme, la syphilis, il y a simple congestion du cerveau sans altération de la substance cérébrale;

alors dans l'œil on constate de simples troubles circulatoires. Ou bien, comme dans la tuberculose générale, la scrofule, l'alcoolisme, l'albuminurie, la glycosurie, le leucémie, le cancérisme, etc., à la suite de l'hyperhémie cérébrale, il se fait une dégénérescence granuleuse des capillaires cérébraux qui modifie la texture cérébrale et secondairement détermine des altérations névro-rétiniennes.

Nous noterons à part l'intoxication quinique. Ici, au lieu d'une congestion préalable du nerf et des membranes de l'œil amenant la névro-rétinite, on constate l'anémie de ces parties. La choroïde se décolore, les veines rétiniennes se resserrent, le nerf optique pâlit. L'anémie du nerf optique par abus de la quinine peut-elle amoindrir la nutrition du nerf, modifier la structure de ses éléments nerveux et amener leur atrophie ? La chose est probable, mais n'est pas encore décidée.

CONCLUSIONS.

Comme on a pu le voir en parcourant la première partie de ce travail, les résultats de l'ophthalmoscopie médicale, ou cérébroscopie, sont aujourd'hui considérables. La clinique médicale a trouvé dans le fond de l'œil un grand nombre de lésions révélatrices des maladies cérébro-spinales et des diathèses, en un mot, de toutes les maladies organiques humorales et de toutes les graves maladies symptomatiques du système nerveux. Tout ce qui intéresse profondément l'élément nerveux, et qui n'est pas une névrose, se décèle à l'ophthalmoscope.

La plupart des médecins s'accordent à reconnaître à cette nouvelle séméiologie une grande importance. Je ne doute pas qu'elle ne devienne de jour en jour encore plus importante, et que, dans quelques années, elle ne soit rangée parmi les moyens nécessaires de diagnostic.

Notre but particulier fut d'établir un point que quelques ophthalmologistes avaient réussi à entourer de doute. Manz, Gowers, n'ont-ils pas imprimé que la méningite produit peu ou pas d'effet dans l'œil? Cette assertion est contraire à l'expérience clinique. Il suffit d'entrer dans un hôpital d'enfants pour s'en convaincre. Tant il est vrai qu'il est difficile de faire de bonne clinique en dehors des hôpitaux, les seuls endroits où le médecin ait la possibilité de contrôler son diagnostic par l'autopsie. On remarquera, en effet, ce contrôle dans la plupart des observations que j'ai rapportées. D'ailleurs, nous ne sommes pas seuls de notre avis. Garlick, en Angleterre, sur 26 cas de méningite, a trouvé 21 fois des altérations du fond de l'œil. Heinzel, sur 41 méningites, a rencontré 34 fois des troubles intraoculaires; Clifford Albutt, sur 38 cas de méningite, a trouvé 29 fois des lésions du fond de l'œil; Garlick, dans une autre statistique, a trouvé sur 100 méningites 80 cas accompagnés d'altérations optiques; M. Bouchut, dans un mémoire de 1868, sur 86 cas de méningite, n'en a trouvé que 3 sans lésions oculaires, ce qui donne par le calcul une proportion de 3,5 pour 100. Depuis 1868, en collationnant les nouvelles observations recueillies à l'hôpital des Enfants, j'ai trouvé que cette proportion restait sensiblement la même et ne montait pas au-dessus de 5 pour 100, qui sera le chiffre que nous adopterons. Quant à la fréquence relative des lésions intra-oculaires produites par la méningite, en réunissant les quatorze observations qu'on vient de lire aux quatre-vingt-six publiées dans un mémoire de M. Bouchut, nous obtenons le résultat suivant :

Congestion papillaire	71
Œdème papillaire	49
Dilatations et thromboses veineuses	103
Flexuosités des veines	40
Hémorrhagies de la rétine	10
Anévrysme faux des veines	1
Exsudations rétiniennes blanches	8
Déformation de la papille	2
Décoloration de la choroïde	1
Atrophie de la papille	4
Tubercules de la choroïde	5
Atrophie choroïdienne	1
Vésicule close de la rétine	1
Pas de lésions	3

Quant à l'utilité clinique de ce nouveau symptôme, elle est indiscutable. M. Bouchut a cité un assez grand nombre de cas où le diagnostic méningite devait être porté, et ne le fut que par le secours de l'ophthalmoscopie, dont les révélations se trouvèrent confirmées par la nécropsie. M. le professeur Peter a publié une observation de névrite optique qui lui permit de porter le diagnostic méningite chez une femme entrée à l'hôpital pour une céphalée violente et de la diplopie, et chez laquelle on ne trouvait aucun indice de fièvre. Garlick a rapporté que sur 6 cas sur 26, l'examen du fond de l'œil lui permit de diagnostiquer la méningite, plus tôt qu'il ne l'eût fait s'il s'était fondé uniquement sur les symptômes ordinaires de la maladie.

Le but de ce travail a été d'établir, à l'aide de nouvelles observations soigneusement recueillies, la portée et la véracité du nouveau symptôme intra-oculaire. Nous appellerons l'attention sur l'observation VIII, où nous avons trouvé des tubercules de la rétine, sur l'observation XVII, où nous avons rencontré des granulations blanchâtres rétiniennes, dont la nature nous est demeurée inconnue, l'autopsie n'ayant pu avoir lieu, et sur les observations IX et X, où nous avons aperçu des tubercules de la choroïde. En outre, dans le chapitre consacré à l'anatomie pathologique et histologique, nous avons indiqué, dans les faisceaux nerveux et les fibres du nerf optique, l'existence de granulations semblables à des granulations tuberculeuses sans en être, rencontrées chez des sujets tuberculeux, et que nous avons figurées. (Planche II, figure 12.) Quelques expériences semblent faire croire que ce sont des granulations de *matière amyloide* car elles ont bleui légèrement par la teinture d'iode affaiblie.

Nous croyons, enfin, que :

1° Les troubles circulatoires du fond de l'œil peuvent être rapportés aux troubles de la circulation intra-crânienne ;

2° La méningite, aiguë ou tuberculeuse, altérant la circulation sanguine dans le nerf optique et la rétine, provoque ainsi des lésions consécutives de nutrition — toutes lésions appréciables à l'ophthalmoscope ;

3° Les lésions que la méningite amène dans le nerf optique et la rétine dépendent de deux causes : une cause mécanique empêchant le sang veineux de retourner à l'encéphale, ou d'une cause inflammatoire, la phlegmasie méningée descendant jusqu'aux membranes nerveuses de l'œil.

TABLE DES MATIÈRES

Paris. — A. PARENT, imp. de la Fac. de médec., A. DAVY, successeur, 52, rue Madame et rue M.-le-Prince, 14.

EXPLICATION

DES PLANCHES

PLANCHE I.

Figure 1. — Méningite tuberculeuse, 12 ans ; névro-rétinite avec gonflement, œdème de la papille et dilatation des veines rétiniennes.

Fig. 2. — Méningite tuberculeuse, 7 ans ; névro-rétinite avec gonflement, œdème de la papille, stases des veines rétiniennes et dilatation de ces veines.

Fig. 3. — Méningite tuberculeuse, 4 ans ; névro-rétinite avec œdème papillaire et péripapillaire. Dilatation énorme des veines de la rétine.

Fig. 4. — Méningite tuberculeuse, 7 ans ; névro-rétinite avec gonflement de la papille. OEdème péripapillaire. Flexuosité et dilatation des veines rétiniennes. Thrombose des veines. Hémorrhagies de la rétine.

Fig. 5. — Méningite typhoïde, 14 ans ; gonflement et rougeur hypérémique de la papille dont les bords sont effacés. Dilatation des veines rétiniennes. Hémorrhagie de la rétine.

Fig. 6. — Hydrocéphalie chronique. Névro-rétinite exsudative. Flexuosité des veines dont les anses sont cachées par l'exsudat. Enorme dilatation des vaisseaux en rapport avec la compression intra-crânienne.

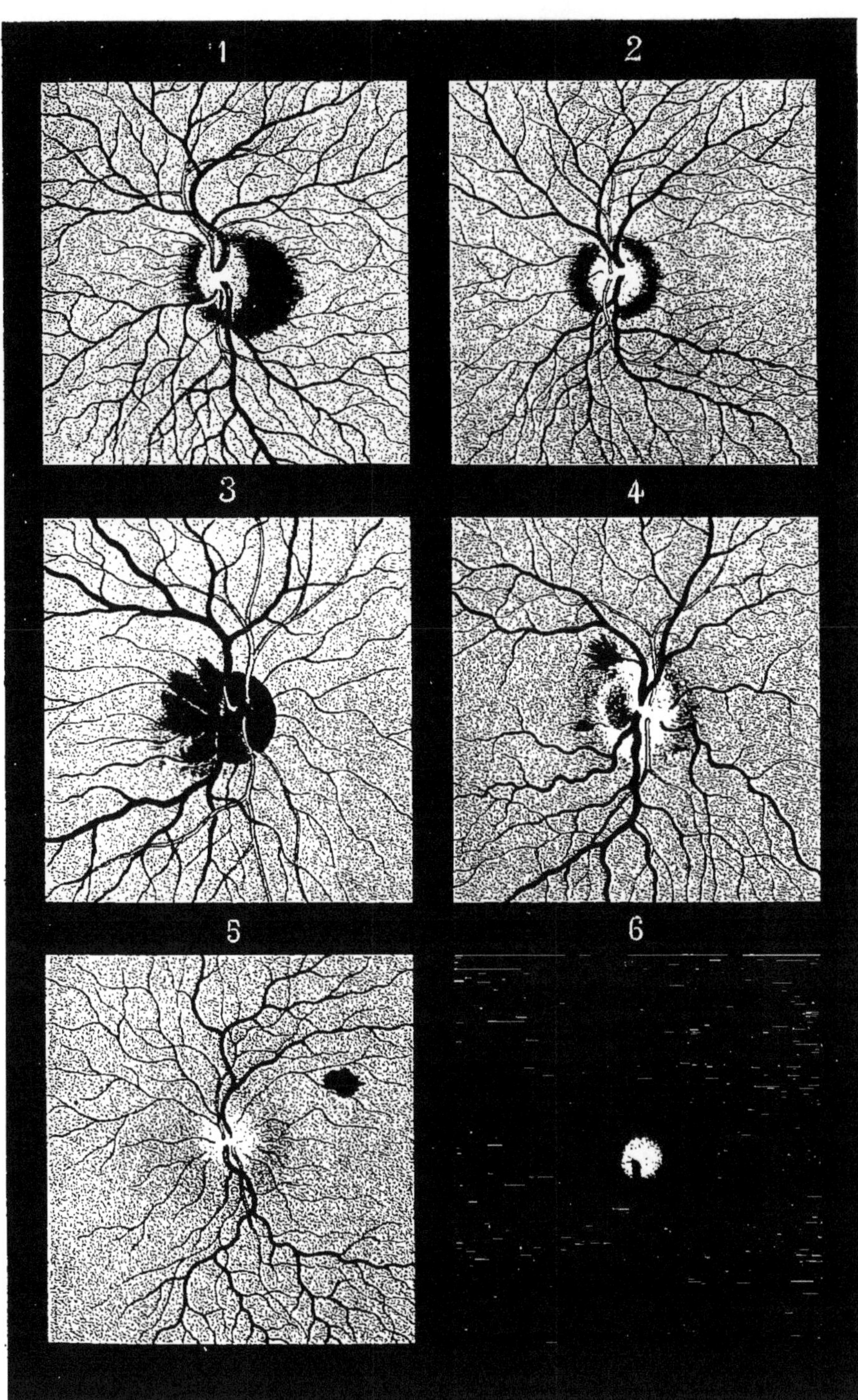

H. Bouchut del. Imp. Bry, Paris. A. Leuba. Chromolith.

PLANCHE II.

Fig. 7. — Méningite tuberculeuse, 3 ans ; névro-rétinite avec œdème grisâtre cachant les bords de la papille. Thrombose d'une des veines rétininiennes. Plusieurs granulations tuberculeuses de la choroïde.

Fig. 8. — Méningite tuberculeuse avec tuberculés du cerveau, 2 ans; névro-rétinite avec papille gonflée couverte d'œdème sur les bords. Veines rétiniennes flexueuses et dilatées. Masse tuberculeuse énorme de la choroïde (ce qui est exceptionnel).

Fig. 9. — Le fond de l'œil une demi-heure après la mort. Décoloration de la papille et de la choroïde. Disparition des artères Veines peu apparentes, remplies de bulles d'air.

Fig. 10. — Diathèse hémorrhagique et purpura, 14 ans ; choroïde décolorée. — Hémorrhagies rétiniennes dues au purpura de la rétine. On voit quelques-unes de ces hémorrhagies, les plus anciennes, en voie de régression.

Fig. 11. — Vertiges auriculaires avec otorrhée et carie du rocher. Méningite consécutive. Névro-rétinite avec exsudat grisâtre de la papille cachant ses bords et s'étendant assez loin. Dilatation des veines. Nombreuses hémorrhagies de la rétine.

Fig. 12. — Histologie du nerf optique. — *a.*) Coupe transversale montrant de nombreuses granulations au milieu des tubes nerveux atrophiés, séparés par du tissu conjonctif. — *b.*) Coupe longitudinale du nerf avec les mêmes granulations. — On peut croire d'après les réactifs que ces granulations sont formées de matière amylacée.

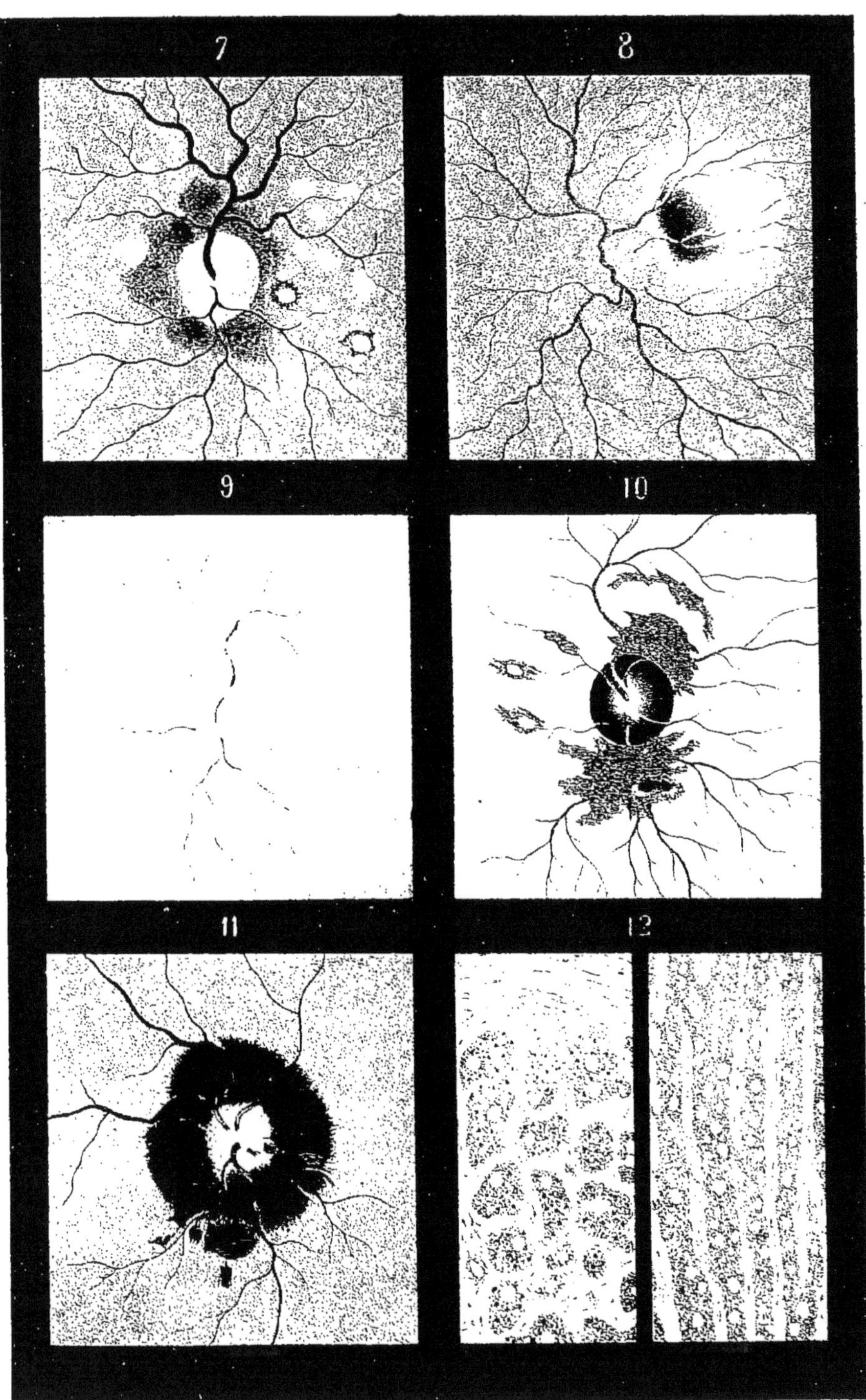

H. Bouchut del. Imp. Bry, Paris. A. Leuba Chromolith.

www.ingramcontent.com/pod-product-compliance
Ingram Content Group UK Ltd.
Pitfield, Milton Keynes, MK11 3LW, UK
UKHW020932180726
13838UKWH00002B/910

9 782329 117607